王禹增临证经验集

主　编　王禹增　侯岩珂

副主编　李明明　徐宝庭　杨文霞

编　委　（以姓氏笔画为序）

　　　　王　浩　王禹增　申　鹏

　　　　李明明　杨文霞　杨寿涛

　　　　侯岩珂　徐宝庭

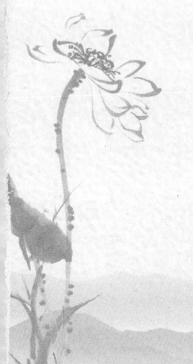

全国百佳图书出版单位

中国中医药出版社

·北京·

图书在版编目（CIP）数据

王禹增临证经验集 / 王禹增，侯岩珂主编 . — 北京：中国中医药出版社，2022.9

ISBN 978-7-5132-7278-0

Ⅰ . ①王… Ⅱ . ①王… ②侯… Ⅲ . ①中医临床 - 经验 - 中国 - 现代 Ⅳ . ① R249.7

中国版本图书馆 CIP 数据核字（2021）第 221216 号

中国中医药出版社出版

北京经济技术开发区科创十三街 31 号院二区 8 号楼

邮政编码 100176

传真 010-64405721

山东临沂新华印刷物流集团有限责任公司印刷

各地新华书店经销

开本 880×1230 1/32 印张 6.5 字数 155 千字

2022 年 9 月第 1 版 2022 年 9 月第 1 次印刷

书号 ISBN 978-7-5132-7278-0

定价 48.00 元

网址 www.cptcm.com

服 务 热 线 010-64405510

购 书 热 线 010-89535836

维 权 打 假 010-64405753

微信服务号 zgzyycbs

微商城网址 https://kdt.im/LIdUGr

官 方 微 博 http://e.weibo.com/cptcm

天猫旗舰店网址 https://zgzyycbs.tmall.com

如有印装质量问题请与本社出版部联系（010-64405510）

编写说明

适逢盛世，政通人和，百业俱兴，嫦娥探月，蛟龙入海，科技文化得到了飞速发展，中医中药也得惠其中。国家制定和实施了一系列促进中医药传承和发展的好政策，特别是《中华人民共和国中医药法》的颁布和实施，更是为中医药人才培养、传承和文化传播等多方面提供了法律保障。

根据《山东省人民政府关于扶持中医药事业发展的意见》（鲁政发〔2009〕89号），为切实做好名老中医药专家学术思想传承工作，探索建立中医药学术传承和推广应用的有效方法和模式，加快培养一批名院、名科、名医，提升中医药学术水平，为中医药事业发展提供人才支撑，山东省卫生和健康委员会、山东省中医药管理局确定开展省级名老中医药专家传承工作室建设工作，2018年2月批准通过了王禹增山东省名老中医药专家传承工作室建设项目。德州市中医院党委对此建设项目非常重视，当即安排相关科室进行多方面的建设筹建工作。

按照院党委的安排，2018年5月18日，杨京慧院长主持召开了传承工作室工作会议，按照品学兼优、专业相近、自愿报名、择优录取的原则，共选拔录取了7名（包括乡镇卫生院1名）中医类别医师作为王禹增主任医师的学术继承人，他们分别是侯岩珂、李明明、徐宝庭、杨文霞、杨寿涛、申鹏和王浩，其中侯岩珂为工作室负责人。

按照建设项目任务书的要求，本传承工作室通过研读经典、临床实践、收集资料、整理分析、总结提炼等方式，共同完成了《王禹增临证经验集》一书。本书既有王禹增的临证经验总结，也包括传承工作室学术继承人在平时工作中对王禹增学术思想的运用和实践，以及学习中医学的一些感悟和记录，以期为名老中医药专家学术经验传承和培养高层次中医临床人才工作做一点探索。

自古有"良工不示人以朴"之说，这本书无论是学术水平还是文字表述等诸多方面，我们自知均属"朴"类，原本想"揣入"囊中，仅供门人学习交流之用。后来想到山东中医药大学张永臣教授来我院检查指导工作时曾言：传承工作室建设的过程，就是一个学习提高和研究探索的过程，我们要留下我们的足迹，让自己检视，让同仁指点，我们才能提高。遂不揣冒昧，示于同道。

本书包括上篇医案和下篇医论医话两个部分。在编写过程中，得到了张永臣教授的指导、包艳燕编辑的帮助，北京画院著名画家南海岩先生为本书题写了书名，青岛大学的陈拥军教授为本书作序，在此一并表示感谢！

对本书存在的错误，敬请大家给予批评指正；对引用的某些学术观点诠释不到位的地方，敬请各位老师和同道给予原谅。

编 者
2022年5月于德州

陈 序

  中医骨科，源远流长，独具特色，奈何今之骨科医生，多以手术论短长，特色疗法，少人问津。王禹增主任医师，从业三十余年，不逊于手术，亦不忘中医特色，学经典，做临床，充分发挥中医之长，治疗骨科之病，疗效突出，享誉一方。

  医者仁术也，存仁心者必得其术。禹增主任，淡泊名利，潜心医术，名非远而功力深，受益者颇众。知天命之年，为公益之心，建工作室，传中医道，并将心得汇总，而刊行于世。有幸阅读，深受启发，颇有拨云见日之感，故为之序。

陈拥军

2022年1月于青岛

自 序

我未成年之时，体弱多病，倍增慈母辛劳。一旦染疾，求治于中医，常获良效，使我在青少年时代就开始喜欢上了中医。1983年高考时，如愿考入了山东中医药大学中医系中医专业，毕业后即分配到德州市中医院从事临床工作至今。

我在骨伤科手术之余，喜欢用中医的方法（主要是中药和手法）治疗骨折术后不愈合、颈椎病、腰椎病、股骨头坏死、膝关节炎、类风湿关节炎、强直性脊柱炎等骨科难病及某些跨学科的疑难杂症。

对于围手术期患者，在保证医疗质量的前提下，努力发挥中医学优势，能中不西，提高了中医参与率和中药使用率。

在三十多年的临床实践中，勤求古训，博采众长，中西兼收，以西促中，逐渐形成了自己的风格，概括为：①处理三个关系——手术治疗与中医（保守）治疗的关系、整体治疗与局部治疗的关系、药物治疗与非药物治疗的关系；②重视三个功能——脾肾补益功能、少阳枢机功能和血水协调功能；③注重一个运用——五运六气理论在中医临床的运用。

对于手术治疗与中药（保守）治疗的关系，笔者认为，二者的关系既是对立的，又是统一的。两者不能偏废，更不能相互代替。要严格把握好手术适应证和禁忌证。

有些疾病，如术后切口不愈合，貌似局部之病，其实与病人的整体情况有极大的关系，必须从整体着手，调理阴阳，方能取得满意的疗效。

骨伤科所诊治的疾病，主要是运动系统的疾病，具有明显的生物力学特点，这就需要处理好药物治疗与非药物治疗的关系。筋出槽、骨错缝往往相伴而行，手法的应用，能手到病除，治疗这类疾病的效果立竿见影；随后的中药应用，能增强远期效果，避免复发。因此，药物治疗与非药物治疗的结合，能使两者的优势相得益彰。

肾主骨生髓，为先天之本；脾为气血生化之源，脾肾功能正常与否往往是疾病发生、发展与转归的关键所在。在骨伤杂病的治疗中，重视脾肾功能的调整，补先天、培后天，能取得较好的疗效。

少阳主生发，少阳经位于半表半里，其经脉上循头颈，下至足踝，骨病中的颈肩痛、腰腿痛可通过调节少阳枢机而达到止痛的目的。

"血不利则为水"是仲景在《金匮要略·水气病脉证并治》中提出的重要学术思想，长期以来这一学术思想指导着妇科的临床实践。本人通过读经典、做临床，将这一学术思想应用到骨科领域，取得了良好的临床疗效。

五运六气学说充分反映了中医学理论体系中"天人相应"的整体思想，是《黄帝内经》理论体系的重要组成部分。作为龙砂弟子，注重五运六气理论在中医临床中的运用，临证之时谨守"必先岁气，勿伐天和"这一古训。

我天生愚钝，虽学医多年，却未见长进，还望各位老师和同道，多多指教。

王禹增

2022 年 1 月于德州

目 录

上篇　医案精选 ………………………………………………… 1

一、内科 …………………………………………………… 1
　（一）感冒 …………………………………………… 1
　（二）哮喘 …………………………………………… 4
　（三）心悸 …………………………………………… 5
　（四）奔豚 …………………………………………… 6
　（五）胸痹 …………………………………………… 7
　（六）眩晕 …………………………………………… 11
　（七）头痛 …………………………………………… 16
　（八）中风 …………………………………………… 19
　（九）不寐 …………………………………………… 23
　（十）胃痛 …………………………………………… 26
　（十一）痞满 ………………………………………… 28
　（十二）呕吐 ………………………………………… 31
　（十三）泄泻 ………………………………………… 32
　（十四）便秘 ………………………………………… 34
　（十五）胁痛 ………………………………………… 36
　（十六）水肿 ………………………………………… 38
　（十七）遗精 ………………………………………… 39

（十八）汗证 …………………………………… 40

（十九）发热 …………………………………… 41

（二十）脱证 …………………………………… 43

（二十一）痹病 ………………………………… 46

　　　附：类风湿关节炎 ……………………… 52

（二十二）痿病 ………………………………… 62

（二十三）颤证 ………………………………… 63

（二十四）痛风 ………………………………… 65

（二十五）面肌痉挛 …………………………… 69

（二十六）面痛 ………………………………… 70

（二十七）面瘫 ………………………………… 72

二、外科、皮肤科 ……………………………… 74

（一）疮疡 ……………………………………… 74

（二）皮疹 ……………………………………… 75

（三）股肿 ……………………………………… 76

（四）狐惑病 …………………………………… 77

三、妇科 ………………………………………… 78

（一）脏躁 ……………………………………… 78

（二）产后身痛 ………………………………… 79

四、五官科 ……………………………………… 80

（一）耳鸣 ……………………………………… 80

（二）口疮 ……………………………………… 82

五、骨伤科 ……………………………………… 83

（一）伤筋 ……………………………………… 83

（二）骨折 ……………………………………… 91

（三）项痹 ……………………………………… 98

（四）漏肩风 …………………………………… 104

（五）腕痛 ……………………………………… 105

（六）腰痛 ……………………………………… 106

（七）膝痛 ……………………………………… 124

（八）踝痛 ……………………………………… 133

下篇　医论医话 ………………………………… **135**

谈谈备化汤 ……………………………………… 135

备化汤治疗疑难病验案探析 …………………… 137

腰椎小关节紊乱症诊疗浅谈 …………………… 145

脉诊在判断骨科疾病性质中的应用 …………… 151

大柴胡汤在骨科的应用 ………………………… 152

当归四逆汤治疗寒厥 …………………………… 153

复元活血汤在骨折早期的临床应用 …………… 155

"气机升降"升降散 ……………………………… 165

经方中的粳米 …………………………………… 167

百合狐惑阴阳毒病脉证治 ……………………… 168

"血不利则为水"学术思想在骨科的应用 ……… 172

跟师王禹增名中医学习"血不利则为水"的心得体会

………………………………………………… 176

多发骨折之跨关节外固定支架 ………………… 183

肱骨干骨折之悬垂石膏应用 …………………… 184

对椎动脉型颈椎病中医发病机制的认识 ……… 186

从薛生白"主客浑受"思考新型冠状病毒肺炎重症的治疗

………………………………………………… 191

上篇　医案精选

一、内科

（一）感冒

案1

刘某，女，50岁。

初诊（2018年9月25日）：主诉恶寒、发热、咳嗽、头痛半日。舌质淡，苔薄白，脉象浮缓。诊为感冒，治以辛温解表，调和营卫，桂枝汤加减。

桂枝10g，炒白芍10g，桔梗15g，炒杏仁9g，防风9g，生姜9g，大枣3枚，炙甘草6g。

2剂，水煎服，日1剂。药后饮热粥1碗。

复诊（2018年9月27日）：服中药后即不再恶寒发热，现仍咳嗽有痰，头痛，不思饮食，口唇内有溃疡，舌苔薄黄，脉浮缓。上方去杏仁、生姜、大枣，加茯苓10g，清半夏9g，干姜5g，炒麦芽10g，黄芩10g，金银花20g，连翘10g。3剂，水煎服，日1剂。多饮水，注意保暖。

3天后，患者基本痊愈。

【按语】感受风寒，恶寒、发热、咳嗽、脉象浮缓，是较为典型的桂枝汤证，给予桂枝汤加减，两剂即见疗效。复诊时，出现口唇溃疡，舌苔薄黄，有化热之象，遂减少温性药物，加入寒凉之剂，3剂即获痊愈。

（杨文霞主诊并整理）

案2

李某，男，17岁。

初诊（2018年10月5日）：患者发热三四日，有外感病史，发热前寒战，随后体温升高，达40℃。服退热药后，出汗，体温稍有降低，过后体温再次升高，伴有食欲不振，咽喉疼痛。舌质红，苔薄黄，脉浮数。予小柴胡汤加减。

柴胡20g，黄芩20g，生甘草5g，连翘15g，防风12g，荆芥12g，生姜3片，红枣3枚。

2剂，水煎服，日1剂，多饮水。

复诊（2018年10月7日）：服药后全身大汗，随之热退，体温降至正常，有流涕、咳嗽等症状，舌质淡，苔薄黄，脉浮稍数。调方如下：

柴胡10g，黄芩10g，党参10g，桂枝10g，炒白芍10g，苦杏仁9g，干姜6g，清半夏9g，炙甘草6g，大枣5枚。

5剂，水煎服，日1剂。

5剂后痊愈。

【按语】小柴胡汤不仅可以治疗口苦、目眩、胸胁苦满，也可以治疗表现为往来寒热的外感发热。患者在药后热退、体温正常之后，出现流涕、咳嗽，为营卫不和征象，处方在小柴胡汤的基础上，对柴胡、黄芩等药的剂量及时进行了调整，又加入桂枝、白芍等药，收到了良好效果。

（杨文霞主诊并整理）

案3

陈某，女，37岁，职员。

初诊（2019年8月2日）：患者2天前无明显诱因出现畏寒，

恶风，咳嗽，吐痰清稀，流清涕，头痛，发热，汗出，体温最高为38.0℃，服退热药后体温降至正常，余症未减，纳可，眠可。患者平素身体虚弱，在季节变换时易患感冒。查：面色㿠白，舌淡红，苔薄白，脉浮。诊为感冒，证属气虚。予玉屏风散合桂枝汤加减，处方：

黄芪30g，炒白术15g，防风6g，桂枝10g，炒白芍10g，清半夏9g，茯苓10g，干姜6g，炒苦杏仁9g，炙甘草5g。

7剂，水煎服，日1剂。

复诊（2019年8月9日）：服药后未再发热，恶风、咳嗽等症状明显好转。效不更方，上方再进7剂，巩固疗效。

【按语】《成方便读》曰："大凡表虚不能卫外者，皆当先建立中气……"正可谓：实人外感发其表，虚人外感建其中。今陈某系虚人外感，用玉屏风散益气固表，桂枝汤调和营卫，则恶风、咳嗽很快好转，收到了满意的疗效。

（申鹏主诊并整理）

案4

高某，男，47岁，已婚。

初诊（2018年6月24日）：因感冒导致后背、四肢酸痛就诊。患者感冒已一周，咳嗽、发热已好转，现感后背部、四肢肌肉酸痛，四肢无力，流泪，口渴，二便调。舌红，苔白，脉浮。诊断为感冒之风寒束表证，予葛根汤加减。

炒白芍20g，当归10g，党参10g，茯苓10g，干姜5g，桂枝10g，防风6g，杜仲10g，淡附片6g，葛根30g，麻黄9g，黄芪30g，地黄20g，麦冬10g，丹参10g，麸炒白术15g，黄柏6g，桔梗9g，大枣12枚。

7剂，水煎服，日1剂，分早晚两次，饭后温服。

【按语】本方是以葛根汤为底方而拟成。葛根汤中，主以葛根解肌散邪，生津通络；辅以麻黄、桂枝疏散风寒，发汗解表；芍药、甘草生津养液，缓急止痛；生姜、大枣调和脾胃，鼓舞脾胃生发之气。诸药配伍，共奏发汗解表、升津舒筋之功效。全方是治疗风寒束表、太阳经输不利（或内迫大肠）证的常用方剂，主治风寒表实，项背强，无汗恶风，或自下利，或衄血，或痉病，气上冲胸，口噤不语，无汗。葛根汤以恶寒发热无汗、项背拘急不舒为辨证要点，现代常用于治疗感冒。该方具有桂枝汤的方药配伍特点。桂枝汤者，有调理脾胃、生化阴津作用，阴津可濡泽筋脉，并能升清降浊。

（王浩主诊并整理）

（二）哮喘

李某，女，52岁。

初诊（2019年11月2日）：主诉哮喘15年余，加重5天。患者有哮喘病史15年余，每年秋冬季发病。近几天偶感风寒，即有喘促憋气，喉中哮鸣，痰少不易咳出，有少量清稀泡沫痰。现喘憋胸闷，张口抬肩，呈端坐状态，面色晦黯，不渴，喜热饮，形寒肢冷，舌质淡，苔白滑，双脉滑。考虑为哮病的发作期，治当温肺定喘，小青龙汤加减。处方：

炙麻黄10g、炒白芍10g、细辛3g、干姜6g、炙甘草6g、桂枝10g、五味子5g、清半夏9g、当归10g、陈皮10g、茯苓10g。

5剂，水煎服，日1剂。嘱其注意保暖，避寒凉，忌生冷。

复诊（2019年11月7日）：药后咳喘渐平，前方继服10剂，巩固疗效。

【按语】小青龙汤由麻黄、白芍、细辛、干姜、炙甘草、桂枝、五味子、半夏共八味药组成，可用于外有风寒、内有痰饮的哮病之发作期。《神农本草经》记载，当归"主咳逆上气"，用之可助平喘。如痰涎壅盛，可合用三子养亲汤。

（杨文霞主诊并整理）

（三）心悸

孙某，男，58岁。

初诊（2018年9月15日）：主诉心悸反复发作1年余。患者1年前无明显诱因出现阵发性心悸，在当地医院就诊，查心电图示：房性期前收缩。口服美托洛尔并休息后缓解。此后患者心悸反复出现，多在夜间发作，每次持续数十分钟。平素时感潮热，汗出，头胀，头晕，情绪不佳，纳食可，寐可，二便调。舌质红，苔薄白，脉弦细。中医诊断：心悸（阴亏，相火妄动）；西医诊断：心律失常。治法：滋阴清火，养心安神。处方：二仙汤加减。

淫羊藿12g，仙茅10g，知母10g，炒黄柏6g，当归10g，麦冬12g，五味子10g，龟甲10g，北沙参30g，黄精30g，石菖蒲10g，郁金10g，炒远志12g，炒酸枣仁30g，炙甘草10g。

4剂，水煎服，日1剂。嘱避风寒，勿过劳，畅情志。

二诊（2018年9月19日）：患者服药后，心悸发作次数较前减少，发作程度减轻，仍多于夜间发生。早晨起床时感左上肢麻木，活动后减轻，常感头目不清，纳可，夜眠一般，二便调。舌质红，舌苔薄白，脉弦细。上方加枸杞子20g，莲子心6g，3剂，水煎服。

三诊（2018年9月22日）：服药后，患者心悸发作1次，持续时间较前缩短，时感心烦，容易着急，头胀痛，纳、眠可，二便调。舌质红，苔薄白，脉弦。治法：滋肝阴、平肝阳、解肝郁、清肝热。处方：丹栀逍遥散加减。

炒栀子10g，牡丹皮15g，当归10g，白芍18g，醋柴胡10g，茯苓30g，炒白术10g，薄荷10g，沙参30g，麦冬12g，天麻12g，钩藤12g，沙苑子15g，炒白蒺藜15g，仙茅10g，夏枯草10g，杜仲10g。

4剂，水煎服，日1剂。

将上方加减服用半月余，随访患者症状完全缓解。

【按语】患者主诉阵发性心悸，属中医"心悸"范畴，辨为本虚标实之证。患者阴精亏虚，不能制约相火，相火失制，必动而不守，越位妄动，扰动心神则心悸、心烦、潮热、汗出。阴精亏虚则不能充养脑髓，相火妄动而致火旺于上，则脑神失养，头脑胀痛。

二仙汤系《寿世保元》卷八引刘孟门方，是由仙茅、淫羊藿（仙灵脾）、巴戟天、知母、黄柏、当归六味药组成，具有温肾阳、补肾精、泻相火的作用。又因患者平素情绪不佳，肝之疏泄功能失常，气郁不舒，治疗时再配以疏肝解郁、清利头目的药物。本例患者的治疗，以中医的整体观辨治心悸，以相火理论为指导，从宏观角度把握心悸的病因病机，辨证施治，灵活用药，获得明显效果。

（李明明主诊并整理）

（四）奔豚

赵某，女，45岁，物业职员。

初诊（2014年8月2日）：主诉气上冲胸半个月。患者自述疾病发作时，觉有一股冷气从少腹直冲胸咽，伴有手足关节疼痛，心悸，胸闷，异常难受，有濒死感。原来偶有发作，近来发作渐频，每日1~2次。病人平素怕冷，即便在暑月也不例外。曾到某医院就诊，经多方面检查，未见异常，建议去看心理医生。病人自己也很苦恼，由家人陪伴来诊。查：体瘦面白，着长衣裤，舌淡，苔薄白，脉沉。此为奔豚，乃阳虚不振，水气上凌心肺所致。治当温阳利水。予真武汤合苓桂术甘汤加减。

制附子10g（先煎），干姜10g，炒白术10g，桂枝10g，白芍10g，茯苓10g，炙甘草6g，猪苓10g，泽泻10g，党参10g。

7剂，水煎400mL，早晚各温服200mL，日1剂。

二诊（2014年8月9日）：服上方后，气上冲胸症状的发作次数较前明显减少，手足关节疼痛减轻，舌脉同前，继用上方14剂。

三诊（2014年8月23日）：服药期间症状发作过2次，但已较前减轻，手足关节疼痛消失，继用上方14剂。

【按语】患者素体心肾阳虚，又逢暑月，阳气外越，阳气更显不足，以致水气上凌心肺，发为奔豚。治当脾肾同调，温阳利水。

（王禹增主诊并整理）

（五）胸痹

案1

韩某，女，51岁。

初诊（2019年3月15日）：主诉胸闷反复发作2个月。患者近2个月来经常出现胸闷，饱食、劳累后症状加重，无胸痛，时有心悸，乏力，未行系统诊疗。现患者仍时有胸闷、心悸，伴乏力，口干，纳食差，不欲食，寐可，二便正常。舌质红，苔薄白，脉细，时有结象。中医诊断：胸痹（气阴亏虚）；西医诊断：冠心病。治法：益气养阴，理气健脾。处方：

西洋参10g（单包），麦冬15g，五味子6g，桂枝6g，炙甘草10g，阿胶10g（烊化），桔梗10g，黄连15g，鹿衔草12g，砂仁10g，陈皮10g，枸杞子30g，茯苓30g，生山药12g，佩兰10g。

6剂，水煎服，日1剂。嘱避风寒，勿过劳，畅情志。

二诊（2019年3月21日）：胸闷、乏力较前减轻，时有心悸、口干，纳食一般，仍不欲食，寐可，小便调，大便略稀。舌质红，苔薄白，脉细，时有结象。处方：

西洋参10g（单包），麦冬12g，五味子10g，炙甘草10g，桔梗10g，桂枝6g，黄连15g，常山12g，佩兰10g，白蔻仁10g，砂仁10g，茯苓30g，薏苡仁30g，炒谷麦芽各15g。

6剂，水煎服，日1剂。

三诊（2019年3月27日）：患者服药后胸闷、心悸、乏力等症状明显好转，纳食较前增加，时有上腹部饱胀感，寐可，二便调。舌质红，苔薄白，脉细滑。上方加陈皮10g，炒白术10g，水煎服，6剂。

四诊（2019年4月2日）：患者诸症好转，纳、眠可，二便调。舌质淡红，苔薄白，脉细滑。将上方15剂药量，研成细末，水泛为丸，每日2次，每次9克。

随访该病人2个月，胸闷未再发作。

【按语】胸痹是由于正气亏虚，饮食、情志、寒邪等所引起的以痰浊、瘀血、气滞、寒凝痹阻心脉，以膻中或左胸部发作性憋闷、疼痛为主要临床表现的一种病证。本病以老年人居多，其脾肾两虚的生理特点决定了胸痹的病理基础。肾藏精，为一身之阴的根本，心肾相交，水火既济。如果肾阴亏损，则心阴亦必不足；而中焦脾胃功能衰退，气血生成不足，则心脉失养，脉道艰涩，心气亏乏，运脉无力而不续接。故治疗上应以益气养阴治其气阴亏虚；理气健脾治其脾胃亏虚之本，酌加芳香化湿药。

（李明明主诊并整理）

案2

卢某，男，59岁。

初诊（2018年8月15日）：主诉胸闷反复发作1年余。近1年多来，患者常感胸闷、心前区不适，与饱食、劳累、情绪激动、饮酒有关。曾在山东省立医院查心电图示：ST-T改变。平板运动试验（+）。心脏冠脉CT示：左冠状动脉前降支钙化。予口服单硝酸异山梨酯、阿托伐他汀、拜阿司匹林等。现患者仍时感胸闷不适，心前区隐痛，无心悸、乏力等，纳食一般，夜寐多梦，二便调。中医诊断：胸痹（痰瘀互阻）；西医诊断：冠心病。治法：化痰健脾，活血祛瘀。处方：

瓜蒌24g，薤白10g，清半夏10g，郁金10g，降香10g，赤芍15g，红花10g，鸡血藤30g，党参24g，生山药20g，陈皮10g，砂仁9g，黄连10g，佩兰10g。

6剂，水煎服。嘱避风寒，勿过劳，畅情志。

二诊（2018年8月21日）：患者仍时有胸闷，饭后及劳累后明显，无心前区疼痛，纳食可，寐可，二便调。舌质淡黯，舌苔黄腻，脉弦细。上方去山药，加茯苓20g，薏苡仁24g，继服6剂。

三诊（2018年8月27日）：患者现无心前区疼痛，胸闷较前明显减轻，时心悸，纳食可，多梦，二便调。舌质淡红，舌苔白、略黄，脉细。处方：

当归10g，麦冬15g，炒酸枣仁24g，柏子仁15g，党参24g，丹参20g，炒远志10g，清半夏10g，茯苓20g，桔梗10g，五味子6g，炙甘草3g，降香10g，黄连6g，砂仁6g，郁金10g，浙贝母20g。

6剂，水煎服。

四诊（2018年9月2日）：服药后，胸闷已不明显，无心前区疼痛，精神较前好转，纳食可，寐可，二便调。舌质淡红，苔白、根部略黄，脉细滑。上方改黄连为12g，继服10剂。

【**按语**】本例属中医"胸痹"范畴，西医诊断"冠心病"，证属本虚标实。《金匮要略·胸痹心痛短气病脉证治》曰："夫脉当取太过不及，阳微阴弦，即胸痹而痛，所以然者，责其极虚也。今阳虚知在上焦，所以胸痹、心痛者，以其阴弦故也。"虽其病因复杂，但其主要病机为阳微阴弦，即上焦阳虚，阴气上逆。以胸阳不振、心失所养为本，痰湿内停、心脉痹阻为标，本虚与标实相互影响，形成虚中有实、实中有虚的虚实夹杂之证。

此患者虽病位在心，但与脾、胃关系密切。脾胃运化失常，痰浊内生，痰瘀同源，痰浊瘀血痹阻胸中，致胸中气机不伸，推动无力，心脉失养，故患者出现胸闷、胸痛、多梦等症。患者正值中年，其阳虚非阳不足，故不必补阳，而宜宣通阳气。当以治痰为先，兼以行血，标实去则胸中气机畅达，阳气得伸。故豁痰利湿以治标，宣阳健脾以治本，使痰不内生，湿有所出，临床才能获得良好疗效。

（李明明主诊并整理）

案3

王某，女，47岁。

初诊（2018年5月10日）：患者自诉有类风湿关节炎病史多年，在北京某医院就诊，服用中药治疗。春节期间返家，带回中药继服，出现心悸、胸闷等不适，遂托友人找到我询问究竟。查看所服中药处方，在一派祛风除湿药物中，用了大剂量的清热解毒药。病人舌淡略青，苔薄白，脉沉。病机为素体阳虚，又用大剂量的清热解毒药，更伤阳气，导致胸阳不展，发为心悸、胸闷。诊断：胸痹（心肾阳虚）。治法：温通心阳，少佐活血通络。方药：

制附子10g（先煎），党参20g，当归10g，红花10g，桂枝10g，炙甘草10g。

7剂，水煎服，每次200mL，日1剂。

二诊（2018年5月17日）：心悸、胸闷减轻。效不更方，继服7剂。

三诊（2018年5月24日）：上述症状基本消失。

【**按语**】《素问·生气通天论》云："……味过于甘，心气喘满，色黑，肾气不衡。"类风湿关节炎患者多气阳两虚，而大剂量应用凉药，必然会伤及阳气，以致变证蜂起，增加治疗的难度，切记。

（杨寿涛主诊并整理）

（六）眩晕

案1

靳某，女，66岁。

初诊（2020年1月15日）：主诉头晕反复发作5年，加重3天。患者近5年经常出现头晕，无视物旋转及恶心，在家自测血压偏高，波动在150/80mmHg左右，间断服用复方罗布麻片等药物。3天前，患者情绪波动后出现头晕加重，伴头目胀痛，时感双手足麻木，无恶心、呕吐，纳可，寐差，二便调。平素易急躁，否认有类似疾病的家族史、遗传史。舌质红，舌苔薄白，脉细滑。中医诊断：眩晕（肝阳上亢）；西医诊断：高血压病。治法：滋阴平肝潜阳。处方：

天麻10g，钩藤12g，菊花15g，泽泻20g，牡丹皮15g，茯苓30g，生龙骨24g，生牡蛎24g，炒蔓荆子10g，益智仁30g，怀牛膝15g，黄芩10g，木瓜15g，丝瓜络10g，炒白蒺藜15g，炒酸枣仁30g。

6剂，水煎服，日1剂。

二诊（2020年1月21日）：患者头晕、头痛较前减轻，时有双手足麻木，活动尚灵活。自测血压在135/85mmHg左右，纳食可，多梦，记忆力减退，时耳鸣，小便正常，大便头干。舌质嫩红，舌苔薄，脉弦细。处方用知柏地黄汤加减。

盐知母10g，盐黄柏10g，熟地黄24g，生山药20g，山茱萸15g，枸杞子15g，菊花10g，补骨脂15g，泽泻20g，牡丹皮10g，菟丝子15g，陈皮10g。

6剂，水煎服，日1剂。

三诊（2020年1月27日）：患者服药后头晕明显减轻，无头痛、恶心，双手足麻木亦改善，纳食可，眠多梦，二便正常，舌质淡红，苔薄白，脉弦细。上方继服10剂。

【按语】《素问·阴阳应象大论》云："年四十，而阴气自半也。"肾为先天之本，五脏六腑之源。患者年事已高，肾所藏之阴精已亏虚，肝肾同源，故肝阴也必然亏虚，总之肝肾精血亏虚。肾主骨生髓，脑为髓之海，精血亏虚则脑髓失养，发为头晕、头痛。肾主水，肝主木，肾阴下亏，则水不涵木，肝阴不足，阴不制阳，肝阳偏亢，致目痛、目胀；筋脉失荣，故手足麻木。治疗以滋阴、平肝潜阳为治则，方用天麻钩藤饮加减。方中天麻息风定眩；钩藤、生龙牡息风镇痉，潜肝阳；菊花、蔓荆子、白蒺藜清热平肝、清利头目；薏苡仁、茯苓、牡丹皮、泽泻清肝热、利湿浊；怀牛膝补益肝肾、滋阴潜阳；炒酸枣仁安神；益智仁暖肾固精；木瓜、丝瓜络舒筋通络。二诊时，患者症状较前减轻，肝阳上亢之势渐缓，肝肾阴虚之本象渐露，故治疗上略加调整，改为滋补肝肾、清虚热之知柏地黄丸加减。方中知母、黄柏坚肾阴、清虚热，熟地黄滋肾填精以养肾阴，山药补益脾胃以益脾阴，山茱萸温养肝肾以养肝血，为肾、肝、脾三阴并补之剂，而以补肾阴为主；牡丹皮清肝火，泽泻泄肾浊，补骨脂、菟丝子温阳补肾，意在阳中求阴，阳旺阴长之意。明代医家张景岳云："善补阴者，必于阳中求阴，则阴得阳升而泉源不竭。"三诊，患者诸症好转，疾病向愈。从此病例可以看出，临床上治疗疾病应"急则治标，缓则治本"，待标实缓解，再治疗其根本，防止疾病复发。再者，临证要深谙阴阳互根之道，灵活用药，补阳以助阴，方能效如桴鼓。

（李明明主诊并整理）

案2

蒋某，男，65岁。

初诊（2017年6月28日）： 头昏沉不适，颈项僵痛，伴胸闷气短，下肢酸软，夜尿频多，舌淡，苔薄白，脉沉细。中医诊断：眩晕，证属肾阳亏虚，清窍不利，筋脉失养；西医诊断：后循环缺血。治宜温补肾阳，柔筋止痛，予真武汤加味。方药为：

熟附子15g，茯苓30g，白芍30g，麸炒白术15g，干姜9g，金樱子15g，盐益智仁15g，党参15g，肉桂6g，五味子15g，乳香10g，没药10g。

7剂，颗粒剂，每日1剂，分2次服。

二诊（2017年7月5日）：患者自诉颈项僵硬不适稍缓，胸闷气短好转，仍头昏，下肢酸软乏力，怕冷，夜尿频，舌淡，苔白，脉沉，尺脉弱。前方加川乌3g，女贞子10g，墨旱莲10g，取"善补阳者，必于阴中求阳"之意。7剂，服法同前。

三诊（2017年7月12日）：患者诉服药后，上述症状明显好转，颈项已无僵硬感，偶有头昏，清晨为主。效不更方，续服二诊方药6剂，以巩固疗效。

【按语】 颈椎病是中老年人常见病，临床多表现为头晕、颈项僵硬不适感，治疗常采用理疗、针灸、手术等，疗效不尽如人意。此案属于中医"眩晕""项痹"之范畴，患者以头晕、颈项僵硬不适为主要临床表现，同时伴见腰膝酸软、夜尿频多。综合舌脉症，证属肾阳不足，清阳不升，筋脉失养。"阳气者，精则养神，柔则养筋"，人到中年则阴气自半，肾中阴阳亏虚。肾中阳气为人身皆得以温煦之根，因此，肾中阳气不升，阴阳互生不利，则人体上焦、中焦、下焦皆成阳不化阴之地，气化无力，则气血津液失其蒸腾荣养之功。上焦若宣发无力，则无以充养清窍、温煦筋脉，故见头晕、颈项筋脉拘急僵痛；又兼中焦、下焦阳虚，津液不化而成水气，水湿之邪挟寒邪循经脉上犯清窍，并阻滞筋脉气机，不通则痛，可加重头晕和颈项僵硬不适，亦表现出下肢乏力、怕冷、夜尿频等阳虚水泛证候。故以真武汤温阳利水治之，并加金樱子、益智仁暖肾缩尿，肉桂温补肾火，党参补脾肺气，五味子收敛固肾，易生姜为干姜，加强温补之力。本治法如旭日东升，消散阴霾一般。二诊时，患者表现出阳虚本证。原系久病而寒湿内蕴，寒湿一除，则阳虚本证外显，故加川乌，并加入女贞子、墨旱莲等药滋阴，一则防止附子燥热伤阴，二则取养阴而阳自生之义。

（徐宝庭主诊并整理）

案3

尚某，男，54岁，已婚。

初诊（2018年4月15日）：主诉头晕2年，有时伴目涩且有沙粒感。在北京做生意时，曾在多家中西医院就诊，经CT、MRI等检查，诊为颈椎病，行针灸、蜡疗等治疗后效果不理想。今来我院欲服中药治疗。舌淡略青，苔白滑，脉弦滑。中医诊断：眩晕（脾肾阳虚）；西医诊断：颈椎病。病机为脾肾阳虚，运化失司，水湿内停，阻滞经脉，清阳不展，精气不能上荣头目，则头晕目涩。治疗用附子理中汤，为先后天并补之剂，方中附子温补先天真阳，白术健脾燥湿、补中宫之土，干姜温胃散寒，人参补气益阴，炙甘草补后天脾土、调和诸药。郑钦安《医理真传》云："非附子不能挽救欲绝之真阳，非姜、术不能培中宫之土气。"人参微寒，有刚柔相济之意。甘草调和上下，最能缓中。五味药配合得当，可治疗中下焦虚寒、火不生土诸证。

制附子10g（先煎），陈皮10g，白术11g，升麻5g，干姜6g，党参20g，柴胡3g，红花10g，茯苓10g，炙甘草6g。

7剂，水煎服，日1剂。

二诊（2018年4月21日）：头晕、目涩明显减轻，唯出现腹泻。考虑脾气得补，水湿渐化，效不更方，继服7剂。

三诊（2018年4月28日）：头晕、目涩感消失，症状好转。上方继服10剂，以巩固疗效。

【按语】病人在治疗过程中，一度出现腹泻，日行6次左右，故曾怀疑本方的正确性，欲停药。但因头晕、目涩症状好转，欲罢又不能。在病人复诊时，告诉病人这是正常的用药反应，是向愈之兆。《伤寒论》278条："……虽暴烦下利，日十余行，必自止，以脾家实，腐秽当去故也。"此言得之。

（杨寿涛主诊并整理）

（七）头痛

案1

刘某，男，60岁。

初诊（2018年7月15日）：主诉头痛4天。患者4天前于生气后出现头痛，以头两侧、前额处明显，呈胀痛，服"去痛片"后，头痛缓解不明显。近几日头痛时有发作，伴头晕，无视物旋转。心烦不安，急躁易怒，纳可，寐差，二便可。中医诊断：头痛（肝阳上亢）；西医诊断：头痛。治法：平肝潜阳，清热健脾。处方：

天麻12g，钩藤10g，炒蔓荆子10g，川芎12g，白芷10g，羌活6g，菊花15g，炒白蒺藜15g，砂仁10g，生甘草3g，陈皮10g，石菖蒲10g，炒远志12g，黄芩10g，佩兰10g。

3剂，水煎服400mL，日1剂。嘱避风寒，勿过劳，畅情志。

二诊（2018年7月18日）：患者服药后，头胀痛较前改善，未再出现头晕。自测血压在140/70mmHg左右，时感心悸，纳可，二便调。舌质淡红，舌苔薄黄，脉弦滑。按上方去羌活、川芎、佩兰，加天麻15g，钩藤12g，生石决明30g，白芍15g，柏子仁12g，继服6剂。

【按语】 本例病人年过六旬，脏腑机能减退，出现阴精亏虚。肝阴不足，阴不制阳，导致肝阳偏亢，风阳上扰而引起头痛、头晕。治疗上以平肝潜阳为主，辅以滋阴安神。从本案可以看出，临床上年过半百的病人，常因肝阴不足、肝阳偏亢导致多种疾病，头痛、眩晕较为常见。针对这类病人特有的生理、病理特点，从肝脾论治，合理配伍用药，常获良效。

（李明明主诊并整理）

案2

傅某，男，39岁，已婚。

初诊（2017年5月19日）：患者近2年经常感觉头胀痛，以双侧太阳穴处明显，多在劳累、情绪激动时发生，自测血压偏高，处于140~150/90~100mmHg，未用药物。近10天患者工作压力大，感头痛较前加重，仍为胀痛，时有恶心，伴双目视物模糊、干涩，时有心烦口干，纳、眠可，二便调。平素生活欠规律。舌质红，舌苔黄腻，脉弦滑。诊断为头痛（痰热上扰证），处以芩连二陈汤加减：

黄芩10g，黄连10g，陈皮10g，清半夏10g，茯苓30g，菊花15g，玄参15g，密蒙花12g，青葙子10g，炒白蒺藜15g，橘红10g，薏苡仁30g，砂仁10g，佩兰10g，生甘草6g，生姜3g。

6剂，水煎服，日1剂，早晚饭后服用。

复诊：服药后，头痛及双目胀痛减轻，仍有视物欠清，时头晕口干，纳、眠可，二便调。舌质红，舌苔薄黄，脉弦细。近日自测血压处于130~140/85~90mmHg。处以知柏地黄丸方加减：

盐炒黄柏10g，盐炒知母10g，生地黄20g，生山药30g，山茱萸10g，茯苓20g，牡丹皮10g、泽泻20g，枸杞子15g，沙苑子15g，炒白蒺藜15g，益智仁15g，菊花10g，陈皮10g。

6剂，水煎服，日1剂，早晚饭后服用。

【按语】处方以芩、连、橘、半苦降辛通、调和肝胃为君；臣以赤苓，使胃中积聚之浊饮从小便而泄；加少量生姜，可解半夏之毒，又可助其降逆化痰。诸药合用，有燥湿化痰、理气和中之功。

（王浩主诊并整理）

案3

刘某，女，42岁。

初诊（2018年5月20日）：主诉头痛反复发作一月余。现症见：头痛部位以颠顶为主，头痛喜按，伴呕吐涎沫，或头痛时口水多。头痛时，四肢逆冷或烦躁不安，烦躁欲死。舌淡，苔白，脉沉弦或脉迟。于我处就诊，中医诊断：厥阴头痛；西医诊断：紧张性头痛。证属肝胃虚寒，浊阴上逆，当以温中补虚、降逆止呕为治疗原则。予吴茱萸汤加减：

吴茱萸6g，党参15g，生姜6g，细辛5g，姜半夏10g，茯苓20g，胆南星6g，代赭石30g，大枣3枚。

7剂，颗粒剂，水冲服，早晚分服。

二诊：患者头痛减轻，四肢温。效不更方，继服原方。

三诊：上方连续服用10剂，痊愈。

【按语】厥阴头痛为中医学中三阴头痛之一，其病名出自《伤寒论·辨厥阴病脉证并治》："干呕，吐涎沫，头痛者，吴茱萸汤主之。"厥阴头痛乃胃中寒饮上犯足厥阴经脉所致。吴茱萸汤为治疗厥阴头痛的典型方剂。上方中，吴茱萸味辛苦而性热，既能温胃暖肝祛寒，又能和胃降逆止呕，为君药。党参温中散寒，益气补中，主脾胃虚寒之证；生姜温胃散寒，降逆止呕，两者合为臣药。人参益气健脾，强化君药和臣药的温中散寒之效；细辛通阳散寒，行气止痛；半夏温中降逆，散寒止呕；茯苓健脾燥湿；胆南星化浊祛痰；代赭石和胃降逆，均为佐药。大枣甘平，合人参益气健脾，为使药。方中诸药合用，共奏温中散寒、降逆止呃、行气止痛之效。

（徐宝庭主诊并整理）

（八）中风

案1

姜某，男，80岁。

初诊（2020年2月15日）：主诉左侧肢体活动不利20年，左上肢无力、麻木3个月。患者20年前因突发左侧肢体活动不利，在当地医院住院治疗，诊断为"脑出血""脑血管畸形"。出院后，仍有左侧肢体活动不利，左下肢沉重，左上肢可持物。3个月前，患者无明显原因又突然出现左上肢无力、麻木，不能持物，不能做精细动作，在当地医院查颅脑CT示：脑出血。住院治疗后，以病情稳定出院。现口服吡拉西坦、维生素B_1、维生素B_{12}等药物。病人现仍左上肢无力、麻木，不能持物，左下肢沉重，可行走，左侧肢体发凉。易疲劳，痰多，无头晕，时有头痛，双目视物模糊，无耳鸣。无胸闷心慌，纳少，眠多，小便可，大便不成形，一日一行。舌质淡黯，苔白根厚，脉弦细。中医诊断：中风（痰瘀交阻）；西医诊断：脑出血（恢复期）。治法：化痰祛瘀，健脾通络。处方：

陈皮10g，茯苓30g，薏苡仁30g，当归10g，丹参12g，生山药

15g，丝瓜络10g，络石藤10g，砂仁10g，藿香10g，黄芪20g，炒白术12g，天竺黄10g，生甘草6g，益智仁20g，全蝎10g。

4剂，水煎服。嘱避风寒，勿过劳，畅情志。

二诊（2020年2月19日）：患者服药后，仍感左手麻木，左上肢活动不灵，持物不能，头晕头沉，无头痛及恶心呕吐，时感双目发胀，视物模糊，周身乏力，纳少，眠可，二便调。舌质红，苔黄略厚，脉弦。上方加黄连10g，青蒿20g，焦三仙各10g，继服6剂。

三诊（2020年2月25日）：服药后，患者左手麻木感减轻，左下肢活动仍欠灵活，头昏沉，目胀，胃脘部时有疼痛，大便较前次数增多，日3~4次，不成形，纳差，眠可，常感困倦，小便正常。舌质淡红，苔白，脉弦滑。上方去当归，加炒白术20g，继服6剂。

四诊（2020年3月2日）：服药后诸症缓解，左侧肢体无力、麻木及发凉感减轻，视力较前清晰，纳食一般，眠可，二便调。舌质淡红，苔白，脉弦滑。按上方加鸡血藤15g，橘红10g，继服6剂。

【按语】本例患者年事已高，脏腑机能特别是后天脾胃功能减退。脾胃亏虚，脾失健运，聚湿生痰，痰浊痹阻经脉，气血运行不畅，致瘀血内生，痰瘀互阻，脉络不利，导致中风病发生，出现肢体无力、麻木、沉重等症状。针对痰瘀交阻型中风，治疗上应以化痰祛瘀为主，健脾通络善后。因脾胃为后天之本，主运化水湿，主生化气血，且脾主四肢，故补益脾胃、燥湿化痰祛瘀常能获得满意疗效。另外，可适当加用虫类药，利用虫类药搜风、息风、通络之功，可增强临床疗效。

（李明明主诊并整理）

案2

崔某，女，54岁，农民。

初诊（2014年5月22日）：主诉左半肢体活动乏力、欠灵活5天。此病人因左腰腿痛，在本门诊治疗3个月，经中药治疗逐渐好转，行走基本接近常人。最后一次就诊是5月12日，取独活寄生汤加减方10剂以巩固疗效。病人5月22日来门诊，要求再取中药。问其缘由，诉左半肢体活动乏力、欠灵活5天，要求进一步巩固疗效。查：口角㖞斜，左半肢体肌力较对侧略低，肌张力稍高，左侧霍夫曼征（+），左膝腱反射（+++），舌质淡，苔薄腻，脉沉弱。考虑此为急性脑血管病，急转诊脑病科。经脑病科查体和颅脑核磁共振成像检查，最后确诊为多发腔隙性脑梗死，脑缺血，拟收住院治疗。然而病人愿继续在我处服用中药。经劝阻无效，遂开下方，在治疗左腰腿痛的原方基础上，加用益气活血通络之药：

黄芪30g，当归10g，生地黄20g，白芍20g，川牛膝10g，丹参10g，杜仲10g，补骨脂10g，山药15g，茯苓10g，蜈蚣1条，白术10g，炒麦芽10g，桂枝10g，独活10g，川芎10g，葛根10g。

6剂，水煎400mL，早晚各服200mL，日1剂。

二诊（2014年5月28日）：病人服上方后，自觉症状明显好转，口眼㖞斜基本消失。效不更方，继用7剂。

三诊（2014年6月5日）：效不更方，继用7剂。等待复查MRI。

【按语】 本病人因肾虚寒湿型腰腿痛，服用独活寄生汤加减方治疗，初期取得满意疗效。然久服温肾化湿之剂，有伤阴化燥之弊，时至初夏，气候温燥，津亏血涩，终成中风之疾。幸发现及时，益气活血，力挽狂澜。仲景有"血不利则为水"之说，其实，水不利也可为血。吾辈在用温化寒湿之法时，应注意勿伤阴化燥，并适当加用活血通络之剂，以防血瘀之弊。

（王禹增主诊并整理）

案3

王某，女，74岁。

初诊（2018年9月2日）：主诉肢体不利半日。患者2天前即感头晕、头痛，时好时坏。今天上午下床时，突感右侧肢体活动不利，继而站立不稳，乏力。饮食差；二便可。舌边有瘀点，苔薄白，脉沉弱。患者平素血压、血糖不高，但少活动。诊断为中经络之气虚血瘀证，治则为补气化瘀，养血活血。方用补阳还五汤加减。处方：

黄芪20g，川芎10g，桃仁10g，当归15g，赤芍15g，红花9g，地龙10g。

3剂，水煎服，每日1剂，分2次服用。

二诊（2018年9月5日）：药后症状较前稍好转，精神可。上方6剂，水煎继服。

三诊（2018年9月11日）：药后症状已明显好转，站立平稳，遂改为步长脑心通胶囊口服3个月，以巩固疗效。

【按语】由于病人平时活动较少，气血运行不畅，导致气虚血瘀，清窍失养，病人遂感头晕头疼，肢体活动不利。治疗用补阳还五汤加减，补气化瘀，养血活血，收到满意疗效。

（杨文霞主诊并整理）

（九）不寐

案1

范某，女，60岁。

初诊（2016年8月13日）：主诉入睡困难1年余。现症见：入睡困难，夜寐梦多，睡后易醒，觉咽干却不欲饮，腰膝酸软，自汗出，纳可，大便调，小便清长。舌体胖大，舌边尖红，苔薄白，脉弦细。中医诊断：不寐，证属阳虚阴盛；西医诊断：睡眠障碍。当以温肾潜阳、助眠安神为原则，给予潜阳封髓丹加减，具体用药如下：

黄柏10g，砂仁10g，肉桂6g，干姜10g，熟附片15g，制龟甲20g，炙甘草10g，菟丝子30g，肉苁蓉15g，茯神15g。

7剂，颗粒剂，水冲，日1剂，分2次温服。

二诊（2016年8月20日）：自诉入睡困难改善，咽喉干燥减轻，仍感夜寐梦多，舌体胖，舌苔薄白，脉细。于前方基础上加用生龙骨、生牡蛎各30g，潜镇浮阳，重镇安神，10剂。

三诊（2016年8月30日）：诉夜寐改善明显，咽干已不明显，腰膝酸软等症亦好转。又服10剂，诉睡眠已大致正常，诸症消失。

【按语】 不寐的中医总病机为阳盛阴衰，阴阳失交。历代医家多从疏肝泻火、益气镇惊、滋阴降火等方面论治，鲜有从阳虚论治者。患者伴见腰膝酸软，自汗出，小便清长，此乃肾阳不足，失于温煦，可见不寐为少阴阳虚，真阳为阴寒所迫，虚阳上浮，扰乱心神所致；口干却不欲饮，则为肾水过寒，龙火不藏，上熏咽喉而成，并非体内津亏，正如《辨证录·咽喉痛门》所言："斯少阴肾火，下无可藏之地，直奔而上炎于咽喉也。"若予湿润之药治之，反抑肾中之火。故予潜阳封髓丹温肾水、收浮阳，配合菟丝子、肉苁蓉温肾填精，茯神助眠安神，诸药合用，使"阴平阳秘，精神乃治"。

（徐宝庭主诊并整理）

案2

何某，女，61岁。

初诊（2019年2月15日）：主诉寐差1年，加重5天。患者近1年来睡眠不宁，梦境纷纭，未予系统治疗。近5天由于家中琐事而导致睡眠不宁状况明显加重，甚至彻夜不眠，左耳后时有跳痛，左侧齿龈肿痛，五心烦热，咽干，纳可，二便调。舌质红，舌苔黄，脉细数。既往史：有高血压病史10余年，平素血压不稳。中医诊断：不寐（心火旺，阴血不足）；西医诊断：睡眠障碍。治法：镇心安神、清泻心火。处方：

朱珀散1g（冲服），当归10g，黄连10g，生地黄15g，炒酸枣仁60g，炒远志12g，炒栀子10g，豆豉6g，泽泻10g，知母10g，粉甘草6g。

6剂，水煎服。医嘱：避风寒，勿过劳，畅情志。

复诊（2019年2月21日）：患者入睡较前改善，头痛、龈肿消失，五心烦热改善。汗出，时有心悸，耳鸣，纳可，二便调。舌质红，脉细数。上方加黄精30g，麦冬10g，炙甘草6g，北沙参30g，7剂，水煎服。

三诊（2019年2月28日）：患者服药后睡眠改善明显，每夜能休息5~6小时，梦少，汗出及心慌改善。上方继服7剂，水煎服。此后予患者朱珀散1g，每晚睡前服用1次，睡眠基本正常。嘱其平时注意调节情志，少食辛辣荤等食物。

【按语】患者年过六旬，肾阴已亏，不能上交于心，心火独亢，火性炎上而扰神，故心烦不寐。心火循经上炎，故耳痛龈肿。咽干少津，五心烦热，舌红，脉细数，均为阴虚火旺之象，故处方以朱砂安神丸加味，以镇心安神、清泻心火。患者服用6剂后，安神清心、泻火除烦热之效果立现。但患者肾阴已亏，心血暗耗，故见心悸、汗出、耳鸣等症状，故加黄精、麦冬、炙甘草、沙参以补肾养血生津。

（李明明主诊并整理）

案3

赵某，男，45岁，已婚。

初诊（2017年3月15日）：因从高处坠落致髋部及右足疼痛伴活动受限1小时，收住院治疗。既往有失眠病史5年，醒后再入睡困难，经常彻夜不寐，服用多种药物，无明显作用。平素大便干燥，小便尚调。经补液、补血、手术等治疗，待病情稳定后，舌黯有瘀斑，苔薄黄，脉细涩，辨证为气滞血瘀，方拟血府逐瘀汤加减：

柴胡6g，赤芍6g，桃仁12g，炒枳壳6g，生甘草6g，炒当归10g，川芎4g，生地黄12g，红花9g，桔梗4g，川牛膝9g，丹参12g，茯苓12g，延胡索3g，三七3g。

3剂，水煎400mL，日1剂，早晚饭后服用。

二诊（2017年3月19日）：上午查房，疼痛较前有所减轻，失眠症状有所改善，舌脉如前，改生地黄15g，丹参16g，川芎6g。3剂，水煎400mL，日1剂，

三诊（2017年3月21日）：骨盆及跟骨疼痛明显减轻，夜寐较安，脉诊左关弦，右关有力。效果较好，未再处方。

【按语】骨折主要表现为疼痛、出血；不寐主要表现为入睡

困难，多梦易醒，醒后不易入睡，严重者彻夜难眠。本例患者之骨折属于急性起病，而不寐史达5年以上，为慢性病。骨折的早期会出现受伤肢体明显的瘀肿、胀痛，还可以出现局部的皮下瘀斑等，辨证为气滞血瘀；失眠系久病成瘀，内有瘀血阻滞，气血无法荣养心神，肝失敛藏，故导致不寐。舌有瘀斑、脉细涩，皆为血瘀内阻之象。早期应以活血化瘀、消肿止痛进行治疗，故治以疏肝理气、活血化瘀，方用血府逐瘀汤加减。本例患者有明显的气滞之证，当予凉、润、降、柔，不宜攻伐太过，以防辛散耗气，且病人有骨折，故在血府逐瘀汤原方基础上，加入三七止血活血、延胡索止痛，证药相合，诸症皆消。

（王浩主诊并整理）

（十）胃痛

案1

王某，女，42岁。

初诊（2018年9月）：主诉：胃脘隐痛喜按，畏寒，肢冷，吐清水，口淡无味。入夜腹胀，大便溏泄，每年秋冬多易发病，舌淡苔白滑，脉沉细而迟。西医诊断：胃炎；中医诊断：胃脘痛，证属阳虚寒湿内阻。治则：温中散寒，化湿健脾。方以吴茱萸汤加味：

吴茱萸10g，党参9g，苍术24g，川厚朴12g，香附12g，生姜15g，红枣5枚。

颗粒剂，3剂，水冲服。

二诊：胃脘部甚舒，其痛顿减。继服2剂。

三诊：又2剂后，痛止食增，基本痊愈。

【按语】《黄帝内经》云："脾胃者，仓廪之官，五味出焉。"

脾胃为后天之本，气血生化之源。若脾胃阳虚，津液不布，五谷不化，独流大肠，则生泄泻；阳虚阴盛，气机不通，胃腑失养则胃脘痛；四肢失煦，则厥冷。究其病机，为中阳不足，阴寒内盛，故可用吴茱萸汤治之。

（徐宝庭主诊并整理）

案2

患者，女，55岁。

初诊（2019年3月18日）：主诉心下痞满5年，加重2天。患者曾在当地医院诊断为"胃炎"，服用西药（具体不详）后，病情有所缓解，但时好时坏。2天前，患者因进食过饱，导致病情加重，故来就诊。平素患者饮食不定时，得温舒适，睡眠较差，大便不调。苔黄白相兼，脉沉滑。诊断为痞证之寒热错杂型。方拟半夏泻心汤方加减。处方：

清半夏9g，干姜6g，黄芩10g，黄连5g，党参20g，陈皮9g，姜厚朴9g，炙甘草3g。

3剂，水煎服，日1剂，早晚分服。

二诊（2019年3月21日）：患者诉症状较前明显好转，遂告之可继续服用原方7剂，注意饮食清淡。

7剂服完，随访患者，诸症皆消。

【按语】寒热错杂型的痞证患者，既有脾胃虚寒的一面，也有胃热的一面。临床上必须首先分清病情属寒属热，还是两者皆存在，才能有的放矢，运用半夏泻心汤去治疗。

（杨文霞主诊并整理）

（十一）痞满

案1

王某，女，6岁，住院号36666。

初诊（2013年3月27日）：主诉手术后腹胀2天。因脑瘫、左侧先天性髋关节脱位，于2013年3月25日在全麻下行索尔特（Salter）截骨术，手术顺利，术后髋关节及左下肢由支具固定，补液，每4小时翻身一次。患儿术后一直腹胀，哭闹不止，不能进食，无大便，经用开塞露塞肛，解出少许大便，腹胀不减，请普外科、针灸科会诊后，认为患儿术前12小时已禁饮食，术后补液，未进饮食，腹中已无大便，腹胀主要是肠胀气，决定针灸治疗。经针刺后，下午3时腹胀仍不减，遂约我进行会诊查房。查其腹膨隆，叩诊呈鼓音，无压痛及反跳痛，舌红苔少，舌尖有少许芒刺，脉滑数。此为郁热阻滞、腑气不通所致，当用小承气汤清泻郁热，通腑除胀。由于情况紧急，即用生大黄，厚朴，枳实颗粒制剂各3g给患儿冲服。服药1小时后，即出现肛门排气，腹胀减轻。

二诊（2013年3月28日）：患儿家长说，患儿今晨起已可进少量饮食，上方又进一剂。下午查房时，患儿腹胀基本消失，已能在床上玩耍，观看儿童节目。

【按语】 小儿先天性髋关节脱位术后腹胀，由麻醉、腹膜刺激、电解质紊乱及肠蠕动缓慢等多种原因造成，经对症处理，多在24~48小时内消失。本患儿经补液、灌肠和针刺等处理后，腹胀不减，且有加重之势，不但增加患儿痛苦，而且有进一步发展为气机紊乱、变证蜂起的可能。未病先防，即病防变，宗《素问·标本病传论》"小大不利治其标，小大利治其本"之旨，用小承气汤清泻郁热，通腑除胀，一剂即定乾坤。

（王禹增主诊并整理）

案2

齐某，男，39岁，工人，住院号42391。

初诊（2014年1月10日）：病人于1月1日由高处坠落，致背部及右小腿疼痛2小时，在我院急诊经CT和CR检查后，诊为：腰2椎体压缩性骨折并不全瘫，右胫腓骨开放性粉碎性骨折，收住我科。1月3日腹胀明显，请外科、针灸科会诊，给予中药大承气汤灌肠，针灸中脘、足三里穴位，4日排出大便，腹胀减轻，6日腹胀消失。7日14时，在全麻下行腰椎骨折切开复位、椎弓根内固定和右胫腓骨骨折切开复位钢板内固定术。术后补液、应用抗生素、常规换药。9日腹胀痛较重，用中药大承气汤灌肠，肛管排气，腹痛稍缓，腹胀明显。10日早晨，腹胀进一步加重，查血钙2.42mmol/L，钾4.25mmol/L，钠144mmol/L，氯103mmol/L，行肛管排气无果，遂约我会诊。查病人表情淡漠，言语有气无力，腹部极度膨隆，无明显压痛，叩诊呈鼓音，听诊肠鸣音存在，舌淡嫩，苔白腻，脉弦滑。此为脾虚气滞、湿瘀互结所致，当健脾行滞，化瘀通便。用四君子汤合小承气汤加减。由于病情急迫，选用深圳三九药业的中药颗粒剂：

党参2包，黄芪3包，枳壳2包，苍术2包，白术3包，柴胡2包，干姜2包，大黄2包，川厚朴1包，炙甘草2包。

2剂，先用温开水冲服1剂。**二诊（2014年1月11日）**：病人诉昨日服药半小时后，即感胃肠蠕动，有矢气，下午腹胀即减轻。效不更方，再进1剂。

三诊（2014年1月12日）：大便已解，腹胀、腹痛消失，已能正常进食。

【按语】《温病条辨》云："阳明温病，下之不下，其证有五……"这句话提醒我们：下之不下，当看兼证。病人在创伤及术后出现便闭、腹胀，多次使用泻下药和肛管排气，虽得一时缓解，但中气被伤，水湿停留，复与瘀结，再用前法，故难奏效。应结合益气温阳、化瘀祛湿，方能生效。对证候的把握，应在主证的基础上，结合骨科的特点，了解兼证，才能形成较为正确的证候判断，为治疗创造条件。此种情况，给药方式以内服为佳。

（王禹增主诊并整理）

案3

王某，女，72岁，已婚。

初诊（2019年11月12日）：患者1周前在生气后出现胃脘部痞塞，胀满不舒，进食后明显，伴恶心，无疼痛，纳呆，小便量少，大便不干，入睡困难。既往有胃炎病史20年。舌质黯，苔薄黄，脉弦滑。诊断为痞满之肝气郁滞证，方拟柴胡疏肝散加减：

醋柴胡10g，香附15g，白芍18g，醋陈皮10g，茯苓30g，炒白术10g，郁金10g，佛手10g，黄连10g，当归10g，清半夏10g，玉竹15g，甘草6g。

水煎服，6剂，日1剂，早晚饭后服用。

二诊（2019年11月19日）：服药后，患者胃脘部痞满不舒感较前减轻，但不知饥饿，饮食无味，舌质红，苔薄黄，脉弦细。予沙参麦冬汤加减：

沙参15g，玉竹15g，甘草3g，麦冬15g，天花粉15g，炙枇杷叶15g，石斛15g，黄精15g，枳壳15g。

水煎服，6剂，日1剂，早晚饭后服用。

三诊（2019年11月26日）：患者服药后饮食改善，胃部时有烧灼感和嘈杂感，舌红少苔，脉弦细。上方加党参15g，山药10g，山楂15g，甘草6g，黄芪15g、陈皮15g，砂仁15g。水煎服，6剂，饭后服用。

此后患者按上方制成水丸，服药1月余，上述症状基本消失。

【按语】根据"木郁达之"之旨，治宜疏肝解郁，行气止痛。方以柴胡为君，调肝气，散郁结。臣以香附、川芎，香附专入肝经，既疏肝解郁，又理气止痛；川芎辛散，开郁行气，活血止痛，二药助柴胡疏肝理气止痛。佐以陈皮，理气行滞和胃，醋炒以增入肝行气之功；白芍、甘草养血柔肝，缓急止痛。炙甘草又调和诸药，兼作使药。诸药合用，能理肝气、养肝血，和胃气，诚为疏肝理气解郁之良方。本方重用柴胡，轻用甘草，再加醋陈皮、香附，重在行气疏肝，兼以和血止痛，为治肝郁血滞之良方。二诊时，宗清代吴鞠通《温病条辨·秋燥》所云"燥伤肺胃阴分，或热或咳者，沙参麦冬汤主之"，用沙参、麦冬主治燥伤肺胃阴津，有甘寒养阴、清热润燥之功，为君药；玉竹、天花粉为臣药，玉竹养阴润燥，天花粉清热生津，两药相配，可加强君药养阴生津、清热润操之功。诸药相配，使肺胃之阴得复，燥热之气得除，清不过寒，润不呆滞，共奏清养肺胃、育阴生津之效。

（王浩主诊并整理）

（十二）呕吐

刘某，女，67岁。

初诊（2018年7月18日）：主诉间断性呕吐半年，重则饮食入口即吐，呕吐物清稀冰凉，呕吐时伴轻度腹痛，伴胸闷，伴手足不温。当地医院行电子胃镜检查示：慢性糜烂性胃炎。现症见：恶心、干呕，胸闷不舒，心烦不宁，四肢不温，体形消瘦，面色无华，舌质黯淡，苔白腻，脉沉细。西医诊断：慢性胃炎；中医诊断：呕吐病，证属肝胃虚寒，胃气上逆。治宜暖肝和胃，降逆止呕。给予吴茱萸汤加味：

吴茱萸9g，生姜9g，姜半夏9g，党参12g，大枣6枚，藿香10g，扁豆12g，炒白术15g。

颗粒剂，3剂，每日1剂，分2次温服。

二诊（2018年7月21日）：呕吐明显减轻，可少量进食，胸闷、心烦不宁亦减轻，四肢转温。舌质仍黯淡，苔白腻，脉沉细无力，继服上方10余剂。

随诊诸症尽除。

【**按语**】本病例病程较长，恶心、呕吐、腹痛，伴胸闷不舒，面色苍白无华，四肢不温。肝胃虚寒之象明显，故方用吴茱萸汤暖肝和胃，降逆止呕而取效。《医方集解·祛寒之剂》解吴茱萸汤言"吴茱萸、生姜之辛以温胃散寒下气，降气止呕；人参、大枣之甘以暖脾益气和中"。《金匮要略·呕吐哕下利病脉证并治》有："呕而胸闷者，茱萸汤主之。"

（徐宝庭主诊并整理）

（十三）泄泻

案1

解某，男，49岁，已婚。

初诊（2017年12月1日）：2年前因饮食不节出现腹泻，大便臭如败卵，黏腻不爽，伴有不消化食物，脘腹胀满，时感恶心欲呕。曾就诊于多家医院，予以中药、吡哌酸等药物治疗，效果不佳。现患者仍时有腹泻，大便黏腻、腐臭，日行5~8次，纳呆，时恶心，夜眠一般，小便可。舌苔黄腻，脉沉有力。中医诊断为泄泻（湿热壅滞证），拟用枳实导滞丸加减：

枳实10g，大黄10g，黄芩12g，黄连10g，茯苓15g，泽泻12g，白术15g，神曲15g。

水煎服，6剂，日1剂，早晚饭后服用。

二诊（2017年12月7日）：患者泄泻减轻，现每日大便3~5次，仍黏腻不爽，味臭，脘腹胀满，纳食一般，小便正常。舌苔黄略腻，脉沉有力。处方：上方加炒麦芽20g，焦山楂20g，炒莱菔子12g以理气消食和胃，继服4剂。

三诊（2017年12月11日）：患者现每日大便1~3次，排便较前通畅，味臭，脘腹胀满减轻，纳食略好转，小便正常。舌质红，苔黄，脉沉有力。处方：继服上方5剂。

经治月余，病人饮食增进，腹痛、腹胀完全消除，泄泻停止。

【按语】方中君以大黄，攻积泻热，使积热从大便而下；臣以枳实，行气消积，而除脘腹之胀满；佐以黄连，清热燥湿，又能厚肠止痢；以茯苓、泽泻利水渗湿，且可止泻；用白术健脾燥湿，以攻积而不伤正；神曲消食化滞，使食消而脾胃和。诸药相伍，使积去滞消，湿化热清，则诸症自解。

（王浩主诊并整理）

案2

秦某，男，62岁。

初诊（2016年5月25日）：主诉每日清晨4~6时腹泻已4个月，发作时先脐周疼痛，因疼痛剧烈而醒来，排便后缓解，排不成形软便，便中有未消化食物，无脓血，伴手脚凉，嗳气。白天无腹泻及腹痛。患者形体消瘦，畏寒肢冷，舌淡，苔白厚，脉沉细。西医诊断：肠易激综合征；中医诊断：五更泻，证属脾肾阳虚。予乌头汤合当归四逆加吴茱萸生姜汤加减，以散寒止痛、养血温经。具体用药：

当归10g，桂枝10g，白芍30g，炒酸枣仁15g，细辛5g，炙甘草20g，制吴茱萸6g，制川乌6g，生黄芪45g，升麻3g，柴胡3g，防风10g，干姜10g，生姜10片。

3剂，颗粒剂，水冲服。

二诊（2016年5月28日）：3剂后，腹泻、腹痛止，手脚凉好转，大便仍不成形，舌淡，苔白厚，脉缓，遂以原方加肉豆蔻6g，砂仁6g，7剂以巩固疗效。

随诊未再复发。

【**按语**】本例患者机体阳气不足，寒从内生，为寒证。脾主运化水谷精微的功能依赖肾阳的温煦，肾阳亏虚，则"釜底无薪"，脾阳亦不能健运，表现为脾肾阳虚证，其根本病机在于寒邪阻滞。予乌头汤合当归四逆加吴茱萸生姜汤加减，服药3剂后症状好转。当归四逆汤是治疗血虚寒凝经脉的常用方剂，加吴茱萸、生姜善治肝胃沉寒，《伤寒论》有"若其人内有久寒者，宜当归四逆加吴茱萸生姜汤"之语。乌头汤主寒湿痹病，本方以大辛大热的乌头温阳散寒，通阳开痹，脾阳、肾阳得以温养。

（徐宝庭主诊并整理）

（十四）便秘

李某，女，27岁，职员，住院号37932。

初诊（2013年6月3日）：主诉腰椎爆裂骨折术后13天，便秘3天。病人于2013年5月21日因腰2椎体爆裂骨折伴不全瘫入院，即行切开复位钉棒内固定术，术后双下肢各肌群肌力仍为术前的Ⅲ级以下，双足背部麻木感减轻，会阴部感觉稍有改善，自述大便时可感觉到大便排出，已停用尿管，靠挤压小腹每次可排出尿液约300mL。近3日因腹部胀满，大便难下，约余查房会诊。见病人仰卧位，面色苍白，按之腹平软，左下腹有硬块，无压痛，查其舌质淡，苔黄腻，脉弱。此为气虚生湿，久而化热，阻滞气机所致，治当健脾益气，清热利湿，理气通便。予补中益气汤合三仁汤加减：

黄芪30，党参20g，白术10g，茯苓10g，当归10g，柴胡5g，升麻5g，陈皮10g，薏苡仁30g，白蔻仁6g，杏仁6g，半夏10g，桂枝5g，川厚朴10g，生大黄10g（后下），枳壳10g。

7剂，水煎400mL，早晚各分服200mL，日1剂。

二诊（2013年6月10日）：服中药后，大便仍干，但较前易排出，腹部胀满消失。病人感到满意的是，原来每次小便时必靠挤压，而今可自行解出一半，愿继续服用中药。药已中的，气化之力犹显不足，黄芪改为50g，以肉桂易桂枝，并加淫羊藿10g、炙甘草5g、白芍10g，继用7剂。

三诊（2013年6月17日）：病人服药至今，大小便均能自行顺利排出，因家中有事，今日出院，带余下的中药回家继服调养。

【按语】腰2椎体爆裂骨折伴不全瘫病人术后膀胱功能的恢复，一直是临床上的难题。今在为病人治疗便秘时，意外促进了膀胱功能的恢复，获无心插柳之功，惊叹之余，思考有三：①健脾益气之法可为病人排便时增加腹压提供力量保障；②清热利湿、理气通便增强了膀胱的气化功能，有利于小便的排出；③今后可进行大样本循证医学方面的研究，进一步探讨其发生作用的机制。

（王禹增主诊并整理）

（十五）胁痛

案1

张某，男，28岁。

初诊（2017年8月2日）：患者因车祸致胸、腰部等多处疼痛，外院诊断为：肋骨骨折、腰椎横突骨折、胸腔积液。左关脉弦，右关沉涩，舌紫黯，舌尖见瘀点。辨证为气滞血瘀证，属实证，方拟血府逐瘀汤加减治之。

柴胡6g，赤芍6g，川芎3g，延胡索3g，红花9g，桔梗6g，枳壳6g，醋芫花1g，猪苓9g，当归6g，牛膝3g，桃仁9g。

7剂，水煎400mL，早晚饭后服用，日1剂。

复诊（2017年8月5日）：今日查房，患者服药后胸部疼痛减轻，诊得左关弦，右关沉涩，舌尖瘀点略减，继续服药。

2017年8月8日，患者胸部及腰部疼痛明显减轻，复查胸部CT示：胸腔积液较明显减少。诊得左关和缓，右关略沉，舌尖瘀点消失。

【按语】本方主治气滞血瘀、胸部气机郁滞所致病证，即王清任所称"胸中血府血瘀"之证。胸中为气之宗，血之所聚。血瘀胸中，气机阻滞，清阳郁遏不升，则胸痛。方中桃仁破血行滞而润燥，红花活血祛瘀以止痛；赤芍、川芎助君药活血祛瘀；牛膝活血通经，祛瘀止痛，引血下行；芫花泻水逐饮；猪苓渗水利湿，利小便；当归养血益阴，清热活血；桔梗、枳壳，一升一降，宽胸行气；柴胡疏肝解郁，升达清阳，与桔梗、枳壳同用，尤善理气行滞，使气行则血行；桔梗并能载药上行，兼有使药之用。合而用之，活血化瘀行气，治疗效果明显。

（王浩主诊并整理）

案2

傅某，女，53岁。

初诊（2018年10月16日）：患者述胁肋部疼痛2个月余，急躁后疼痛加重。现胁肋隐痛，绵绵不已，遇劳加重，口干咽燥，两目干涩，心中烦热，头晕目眩，舌红少苔，脉弦细数。诊断：胁痛（肝阴虚）。方药：

生地黄30g，北沙参15g，枸杞子10g，北柴胡20g，黄芩10g，郁金10g，炒白术10g，白芍10g，茯苓10g，桂枝5g。

5剂，水煎服400mL，日1剂，分早晚两次，饭后温服。

【分析】本方为柔肝的著名方剂。组方原则宗叶天士"肝为刚脏，非柔润不能调和"之意，在滋阴补血以养肝的基础上，少佐疏调气机、通络止痛之品，宜于肝阴不足、络脉不荣的胁肋作痛患者。方中生地黄、枸杞子滋养肝肾，沙参滋阴生津。若两目干涩、视物昏花，可加决明子、女贞子；头晕目眩甚者，可加钩藤、天麻、菊花；若心中烦热、口苦甚者，可加栀子、丹参。肝阴不足所致胁痛，除久病体虚、失血等原因外，尚有因使用香燥理气之品太过所致者。一般说来，气滞作胀作痛，病者苦于疼痛胀急，但求一时之快；医者不察病起于虚，急于获效，以致使用香燥理气之药太过而伤肝阴，应引以为戒。

肝藏血，主疏泄，体阴而用阳，喜条达而恶抑郁。肝肾阴血亏虚，肝体失养，则疏泄失常，肝气郁滞，进而横逆犯胃，故胸脘胁痛、吞酸吐苦；肝气久郁，经气不利则生疝气、瘕聚等病；阴虚津液不能上承，故咽干口燥、舌红少津；阴血亏虚，血脉不充，故脉细弱或虚弦。肝肾阴血亏虚而肝气不舒，治宜滋阴养血、柔肝舒郁。方中重用生地黄滋阴养血、补益肝肾为君，内寓滋水涵木之意；枸杞子养血滋阴柔肝；北沙参滋养肺胃，养阴生津，意在佐金平木，扶土制木，四药共为臣药。诸药合用，使肝体得养，肝气得舒，则诸症可解。患者服药后5日随访，胁肋部疼痛明显减轻。

【按语】临床上应据"痛则不通""通则不痛"的理论，以及肝胆疏泄不利的基本病机，在处方中适当配伍疏肝利胆、理气通络之品。在大队滋阴养血药中，少佐一味川楝子疏肝理气，补肝与疏肝相结合，以补为主，使肝体得养，而无滋腻碍胃、阻滞气机之虞，且无伤及阴血之弊。全方组方严谨，配伍得当，照顾到"肝体阴而用阳"的生理特点，诚为滋阴疏肝之名方。

（申鹏主诊并整理）

（十六）水肿

辛某，女，46岁，职员，住院号35793。

初诊（2013年3月7日）： 主诉左胫骨平台骨折术后小腿浮肿4个月。患者于2012年10月16日因摔伤致左胫骨平台骨折，入住我院骨科。于2012年10月18日在硬膜外麻醉下行切开复位内固定术，术后应用抗生素，石膏托外固定，常规换药，半月后伤口一期愈合并拆线。术后4个月时复查，骨折愈合情况及左膝关节功能恢复满意，唯左小腿自术后至今一直浮肿。经彩超检查，左侧股总、股深、股浅及大隐静脉未见血栓形成。肝肾功能未见异常。询其左小腿浮肿在白天活动后加重，在夜间休息后于晨起时减轻。易出虚汗，心烦，大便有解不尽的感觉。月经在术后4天来过一次，此后至今未见来潮。曾在网上自购黄芪、桂圆、大枣等保健品及健骨胶囊服用，未见明显效果。察其左小腿浮肿，按之没指。舌淡，苔腻微黄，诊其脉弱无力。诊为：溢饮。此为术后体弱，气阳两虚，致使脾失健运，肾失开阖，气机阻滞，水湿内停所致。治当温阳益气、健脾化湿、清热通络。宗二仙汤之意，拟方如下：

仙茅 10g，淫羊藿 10g，黄芪 30g，白术 10g，茯苓 20g，薏苡仁 30g，川牛膝 10g，白芍 10g，山药 15g，五味子 6g，桂枝 5g。

7剂，水煎400mL，早晚各温服200mL，日1剂。

二诊（2013年3月14日）：病人服上方后，左小腿浮肿全消。

【按语】本案患者年近七七，又有创伤和手术的刺激，术后体弱，气阳两虚，致使脾失健运，肾失开阖，气机阻滞，水湿内停，终成小腿术后浮肿4个月不消。宗二仙汤之意，自拟处方，温阳益气、健脾化湿、清热通络，整体调理，收效迅捷。

（王禹增主诊并整理）

（十七）遗精

马某，男，48岁。

初诊（2013年3月4日）：主诉腰痛、遗精4个月。患者近4个月来，无明显诱因出现腰痛，伴有遗精，双下肢无疼痛、无麻木，曾在骨科、泌尿科、中医科等诊治，行CT、前列腺液化验等检查，未见明显异常。最近三天两夜出现遗精，有时白天稍有意念刺激即出现遗精，甚至大便时也有精液溢出。曾以肾虚论治，采用中西药物治疗，并自购补肾中药服用，未见成效，且愈演愈烈，苦不可言。询其有口苦心烦、腰酸腿软、神疲乏力、小便黄、大便干等症状；察其形体瘦削，面色潮红，舌质红，苔黄厚腻；诊其脉弦滑数。此乃少阳阳明同病，湿热上扰下注所致，诊为腰痛。治用大柴胡汤合龙胆泻肝汤加减，以清肝胆、阳明湿热。处方：

柴胡20g，黄芩15g，白芍10g，薏苡仁30g，干姜3g，枳壳10g，制大黄10g，清半夏10g，川牛膝15g，黄连10g，栀子10g，泽泻10g，龙胆草6g，白茅根15g，当归6g，生地黄10g。

7剂，水煎400mL，早晚各分服200mL，日1剂，少食油腻辛辣。

二诊（2013年3月11日）：服上方后效果明显，未再出现腰痛、遗精，但服完最后一剂药后，感到腰部及右下肢外侧发凉，稍有心悸，口苦减轻，大便通畅，舌质淡，苔薄腻微黄腻，脉缓。药渐过病所，上方去黄连10g、栀子10g、泽泻10g、龙胆草6g，加杜仲10g，淫羊藿10g，7剂继用以善后。

【按语】 肾虚确能引起腰痛、遗精，然绝非所有的腰痛、遗精均为肾虚所致，临证之时断不可人云亦云，分不清寒热虚实，以致犯"虚虚实实"之戒。又病家虽然初诊时呈现一派湿热内结之象，但毕竟是六八之年，不耐长期攻伐，故6剂过后即现虚象，及时去除过寒药物，加进补肾壮腰之剂，以保无恙。

（王禹增主诊并整理）

（十八）汗证

王某，男，65岁。

初诊（2017年3月25日）：患者有慢性支气管炎病史多年，反复咳嗽、咳痰，形体偏胖。近2年来，自汗明显，活动后加重，伴怕冷，易疲劳，大便稀溏，舌淡，苔白，脉细。西医诊断：自主神经功能紊乱；中医诊断：汗证（阳虚证），予真武汤加味。处方：

制附片15g，白术12g，白芍15g，茯苓20g，生姜9g，生龙骨

30g，生牡蛎30g。

颗粒剂，5剂。

复诊（2017年3月30日）：服药5剂，汗出减少，余症减轻。上方继服。

此后再服15剂，出汗明显减少，怕冷减轻，大便成形，病情稳定，感冒咳嗽的发作频率明显减少。

【**按语**】患者咳嗽日久，肺气受损，表虚不固，从而反复感受风邪，导致营卫不和、卫外失司而自汗。自汗日久，阴液受损，阴损及阳，表现出较气虚更进一层的阳虚证候。慢性咳嗽，迁延未愈，肾元亏虚，阴损及阳，脾肾阳虚，当温阳益气，固表敛汗。真武汤是经典的温阳利水方，《黄煌经方使用手册》对真武汤适用人群有"头晕、心悸、乏力、多汗；脉沉细、舌胖大、苔滑"等描述。受此启发，将真武汤用于阳虚汗证的治疗，效果奇佳。

（徐宝庭主诊并整理）

（十九）发热

王某，女，34岁，职员，骨科住院病人，住院号35793。

初诊（2013年2月20日查房）：主诉伤后持续发热20余天。患者于2013年1月25日从高处坠落，伤及胸、骨盆、右股骨，收住我院ICU病房，诊断为：腰椎爆裂骨折并不全瘫，骨盆多发骨折，右股骨粗隆间骨折，右胫骨髁间隆突骨折，双跟骨粉碎性骨折，肺挫伤及抑郁症等，经多科室联合抢救、输血、补液，患者生命体征稳定，于2月4日行手术治疗。患者病情稳定后，转入骨科病房，进一步系统治疗骨科疾病。2013年2月20日查房时，主管医师告诉我，病人自伤后第3日即出现发热，此后持续发热，体温波动在36.9℃~38℃，联合应用抗生素治疗未见好转。经查血常规、D-二聚体，未见异常。右侧胸腔少量积液。内科、外科会诊未给出满意治疗方案。询其家人，知病人无恶寒，咳少许黄痰，夜间有时汗出，口干，口苦，大便干，每日应用芦荟胶囊协助排便。察其面色潮红，表情冷漠，目光呆滞，舌红无苔，脉弦数。诊为热证。此为少阳之火内郁阳明，下劫肾水所致。治当清少阳之火，泻阳明燥热，滋肾水之阴，兼清肺金痰热。主以大柴胡汤合玉女煎加减：

柴胡20g，白芍20g，干姜6g，枳壳10g，黄芩10g，麦冬30g，玉竹15g，青蒿15g，瓜蒌20g，地骨皮15g，杏仁10g，连翘20g，清半夏10g，干姜6g，生石膏30g，炙甘草6g，制大黄10g，生地黄30g，茯苓10g。

3剂，水煎400mL，早晚各温服200mL，日1剂。

二诊（2013年2月25日）：病人服上方后，体温未超过37.5℃，大便稍干，舌红无苔，脉弦数。药已中的，清热泻下之力仍显不足，于上方中将制大黄改为生大黄，加生白术10g，去半夏和杏仁，继用7剂。

三诊（2013年3月6日）：服上方后，病人体温降至正常范围，大便不干，直至出院未再出现发热。

【按语】 本案患者素有抑郁病史，情志不畅，枢机不利，又兼有创伤的打击和手术的刺激，气机郁滞而化热，内涉阳明，下劫肾水，使阴虚无以制阳，故持续发热、口苦、口干、便秘。"寒之不寒，是无水也"，无怪乎漫投抗生素而无果，当"壮水之主，以制阳光"，主方用大柴胡汤合玉女煎加减，能和解少阳，通下里实，滋阴清热，故收满意疗效。

（王禹增主诊并整理）

（二十）脱证

案1

韩某，男，34岁，职员，骨科住院病人，住院号33186。

初诊（2012年9月27日查房）：主诉畏寒肢冷每日定时发作20余天。患者于2012年9月1日从高处坠落，伤及头、胸、腹、骨盆和双上肢，收入我院ICU病房，诊断为：创伤性休克，胸腹闭合损伤（包括纵隔积血，肋骨骨折，肾上腺损伤等），开放性颅脑损伤，左眼外伤，骨盆多发骨折，双前臂骨折等。经多科室联合抢救，通过输血、补液、清创缝合，应用破伤风抗毒素、抗生素等治疗，患者脱离了生命危险。9月2日行左胸腔闭式引流，引出血性液体约300mL。9月4日因病人腹胀，无大便，给中药颗粒剂灌肠，处方：大黄5包，芒硝1包，枳实3包，川厚朴8包，当归2包，甘草2包，桂枝2包，党参4包。9月5未见大便排出，又用上方灌肠一次。9月6日胸腔引流100mL，腹痛，无大便，用肥皂水灌肠。9月7日排出较多大便，上腹痛减。此后，每晚9时许，患者自觉从胸中开始向外发冷至全身，汗出，经加盖三层衣被、喝热水，至24时左右，寒冷感自胸中至足底逐渐消失，汗出缓解，浑身肌肉酸胀疼痛，如患重感冒状，体温、血压、血常规检查未见异常。患者病情稳定后，转入我科进一步系统治疗骨折，用胸带、骨盆兜、石膏托、小夹板固定相应骨折部位。患者感觉每日发冷的时间逐渐前移，由原来的21时移至现在的16时许，且有渐重之势，告知主管医师。主管医师检查其体温、血压、血常规未见异常，遂约我查房。仔细询问患者发病过程及既往病史，自诉平时比一般人怕冷。查体：T36.3℃，P76次/分，R19次/分，BP120/80mmHg，中等身材，体型较胖，仰卧位，胸带固定，右前臂石膏管型固定，左前臂小夹板固定，左下肢胫骨结节骨牵引，舌质淡，苔薄白。由于双前臂有外固定物，无法诊脉，试诊趺阳脉，双侧脉和缓。此乃阳虚寒侵所致。病人素体阳虚，受伤后大量失血，阳气随之耗损，里阳更虚，又兼用寒凉中药及肥皂水灌肠，使寒邪内侵，中阳更伤，诊为寒证。"时必顺之，犯者治以胜也"（《素问·六元正纪大论》），法当温中健脾通阳，方拟附子理中汤合桂枝甘草汤加味。

制附子7g（先煎），党参20g，干姜6g，桂枝10g，丹参10g，炙甘草6g，藿香10g，炒白术10g，茯苓10g，陈皮6g。

3剂，水煎400mL，15时顿服。

二诊（2012年10月3日）：病人服上方后，当日16时许出现发冷的兆头，1分钟左右即自行消失，此后未再出现畏寒怕冷的症状，只是仍有浑身肌肉酸胀疼痛。此乃里阳已复，经脉寒邪还未尽除，成寒凝之势，故于上方中加川芎10g，当归10g，白芍10g，乌梢蛇10g，温经散寒，养血柔筋。3剂，水煎400mL，16时顿服。

三诊（2012年10月6日）：服上方后，病人未再出现怕冷的症状，肌肉酸胀疼痛也完全消失。嘱其忌食生冷，未再处方。

【按语】《素问·六元正纪大论》云"用寒远寒，用热远热"，其本意为凡用热者，无犯司气之热；用寒者，无犯司气之寒，是谓热无犯热，寒无犯寒。本案患者素体阳虚，受伤后大量失血，气随血耗，又兼以寒凉中药及肥皂水重复灌肠，使寒邪内侵，里阳更伤，所损之脉自手少阳三焦经直逼足太阳膀胱经。正如《难经·十二难》所说："阳绝补阴，阴绝补阳，是谓实实虚虚，损不足益有余。如此死者，医杀之耳。"治疗时先用附子理中汤合桂枝甘草汤加味，以温中健脾通阳，再加归、芍、芎、蛇以养血柔筋祛邪，遂获得满意疗效。

（王禹增主诊并整理）

案2

兰某，男，76岁，农民。

初诊（2018年1月9日）：患者因腰部疼痛7天，夜间加重，难以入眠，由女儿、女婿陪伴前来就诊。查体：形清瘦，痛苦貌，腰部检查未见明确压痛及叩痛，右直腿抬高实验（－）。考虑到病情较复杂，建议病人住院全面检查，病人家属当即同意，随即办理了入院手续，开具了检查单。病人家属让病人在候诊椅上坐着等待，他们去找轮椅，以方便病人移动检查，王禹增老师在为下一个病人诊脉。正在这时，病人突然头耷拉下来，口吐涎沫，呼之不应，脉微欲绝。中医辨证：脱证（真阳欲脱）；西医诊断：休克。抢救处理：紧急让病人平卧，抬高下颌，保持呼吸道通畅，吸痰吸氧，测血压，开通静脉补液通道。15分钟后，病人苏醒，转内科病房系统诊治。第二天，到内科病房看望病人，病人左肺不张，胸水呈血性，考虑肺癌晚期。

【分析】患者年老体虚，真阳衰微，兼之连日腰痛不眠，倍损残阳，一路颠簸劳累，阳气不支，呈现欲脱之象。中药以益气扶正、回阳固脱为法，方选独参汤加减。方中人参甘、微苦、平，归脾肺心经，具有大补元气、复脉固脱、补肺益气、安神生津之功效。

【按语】（王禹增老师口述）这是我从医至今30年来，门诊遇到的最惊险的一幕。腰腿疼痛的病因多种多样，临证当辨别清楚，才不至于误诊。但像本例病人病情变化之快，却是让人难以预料。如果不是当初就考虑到病情复杂，让病人住院；如果只是诊脉开药；如果抢救不及时……在医患关系较为紧张的今天，我想起来就是一身冷汗。先贤曾告，行医如履薄冰。今日更是亲身体会，戒之戒之！

（王禹增主诊，杨寿涛整理）

（二十一）痹病

案1

王某，女，66岁，干部。

初诊（2013年9月7日）：主诉舌、颈、腰痛1年余。病人近1年来，出现舌、颈、腰疼痛，特别是在进食时，舌痛明显，稍沾酸辣即疼痛不休，难以继续进食。曾在我市某医院就诊，颈腰椎MRI平扫示退行性病变，其他诊治不详，但疗效不显，有"三高"（高血压、高血糖、高血脂）病史，今特来门诊就诊。查其肥胖体型，面色黧红，颈部肌群僵硬，活动稍受限，双手感觉、握力正常，双手霍夫曼氏征（-），腰部棘突散在叩痛，双下肢无明显异常，舌质淡，舌下脉络青紫粗胀，苔薄黄稍干，脉沉涩。诊为颈腰椎综合征，属中医痹病的范畴。本病以肝肾亏虚为本，瘀血痰湿为标。先以血府逐瘀汤加减，活血化瘀，养血荣筋。处方：

当归10g，生地黄20g，桃仁10g，红花10g，枳壳10g，甘草6g，桔梗10g，川芎10g，牛膝10g，柴胡6g，白芍10g，葛根20g，蜈蚣1条。

7剂，水煎400mL，早晚各分服200mL，日1剂。

二诊（2013年9月28日）：服中药以来，颈、腰、舌疼痛仍有，口干，有甜味，大便带血，舌质淡，舌下脉络青紫粗胀，苔薄干有裂纹，脉弦涩。上方虽能化瘀通络，也可耗血伤阴，故于上方中去过于辛窜、活血之药，加入养阴益气之品，调方如下：

当归10g，生地黄20g，桃仁10g，红花10g，甘草6g，桔梗

10g，麦冬30g，牛膝10g，柴胡6g，太子参30g，葛根20g，槐花10g。

7剂，水煎400mL，早晚各分服200mL，日1剂。

三诊（2013年10月12日）：颈、腰、舌疼痛减轻，便血停止，口甜腻，嗳气，腹胀，舌苔裂纹较前减轻，余皆如前。养阴益气之时，需配合健脾化湿，上方加白术、茯苓各10g，再服7剂。

四诊（2013年10月26日）：口甜腻，嗳气，腹胀减轻，颈、腰、舌疼痛如前，舌质淡，舌下脉络青紫粗胀稍减轻，苔薄黄，脉弦涩。本病以肝肾亏虚为本，瘀血痰湿为标。单纯治标效不显，当合固本之剂，以独活寄生汤合血府逐瘀汤加减，滋补肝肾，益气养阴，健脾化湿，活血化瘀，祛风止痛：

独活10g，桑寄生10g，太子参30g，白术10g，茯苓10g，当归10g，熟地黄20g，桃仁10g，红花10g，杜仲10g，赤芍10g，牛膝10g，柴胡6g，白芍20g，葛根20g，秦艽10g，麦冬20g，五味子6g。

10剂，水煎400mL，早晚各分服200mL，日1剂。

五诊（2013年11月9日）：病人服上方后，颈、腰、舌疼痛明显减轻，药已中的，效不更方，上方再进15剂。

六诊（2013年11月26日）：大效，颈、腰、舌疼痛基本消失，能正常进食，可食酸辣。近期其单位组织查体，发现其"三高"指标较以前均有改善。病人对治疗效果非常满意。

【按语】《素问·标本病传论》云："病有标本，刺有逆从。"又云："病发而有余，本而标之，先治其本，后治其标；病发而不足，标而本之，先治其标，后治其本。"这些话揭示了临床的常规治疗法则。本例患者年过五旬，以肝肾亏虚和心阴不足为本，瘀血

阻络、津液失运、筋脉失养为标。本例治疗时，即先用血府逐瘀汤
等去其标，后用独活寄生汤等加减固其本，终获良效。

（王禹增主诊并整理）

案2

李某，女，32岁。

初诊（2019年12月3日）：主诉双腕、双膝关节疼痛加重1
个月。平素身体虚弱，畏寒肢冷。现症见：四肢不温，关节僵
硬。舌质淡，苔薄，脉沉细。此属寒痹，乃阳虚寒凝证。治法：
祛风散寒除湿。处方：麻黄附子细辛汤加味。

制川乌（先煎）6g，附子（先煎）9g，炙麻黄6g，细辛3g，桂
枝10g，干姜20g，木瓜15g，川牛膝15g，淫羊藿15g，肉苁蓉15g，
威灵仙15g，当归15g，独活15g，鸡血藤30g，甘草6g。

10剂，水煎服，分早晚2次，饭后温服，日1剂。

复诊（2019年12月13日）：服药后，冷痛感大减。上方减川
乌，继服20剂。随访病情好转。

【按语】 风寒湿痹之初、中期，证属阳虚寒凝，治宜助阳散
寒、祛湿通络。在临床上，部分患者表现为四肢关节疼痛、酸沉
不适，或者自觉肢体寒冷酸困，遇冷或天气变化时加重，得温热
则痛减，面色少华，口淡不渴，四肢不温，舌淡红，苔白，脉沉
细。此属阳虚寒凝证，患者素体阳虚，或因贪凉饮冷，导致阳气
受损，易感受风寒湿诸邪。邪气留于肌腠，滞于经络，导致气血
凝滞，不通则痛，发为痹病。本证多见于生活或工作环境阴凉、
潮湿，或夏日空调温度过低、长时间扇风者。在初、中期，邪气
大多侵袭肌腠，病情以邪实为主，治疗当以祛风散寒除湿为主。

方中川乌大辛大热，散寒止痛，温补阳气；麻黄开肌腠；麻
黄得细辛之辛温，温经以散寒；附子补命门，补肾阳，祛寒邪；

附子配伍大剂量干姜，辛热并用，既可温肾暖脾、助阳散寒，又可减毒；桂枝温经通络；独活祛肾经寒湿；木瓜、牛膝、威灵仙祛风湿、舒筋活络；淫羊藿、肉苁蓉补肾助阳；当归、鸡血藤养血舒筋。诸药合用，共奏温肾助阳、散寒祛湿、通络止痛之功。

（侯岩珂主诊并整理）

案3

王某，男，43岁。

初诊（2019年7月15日）：主诉夜间双下肢烦乱不舒2年。患者2年来每于夜间出现双下肢烦乱不舒，时有抽筋，右下肢尤甚，影响睡眠，纳可，二便调。舌质嫩，舌苔黄，脉弦滑。中医诊断：筋痹（湿瘀阻滞筋脉）；西医诊断：不安腿综合征。治法：利湿活血舒筋，补益肝肾。处方：

伸筋草12g，丝瓜络10g，薏苡仁30g，覆盆子30g，益智仁30g，龟甲10g，桂枝6g，生山药12g，川续断15g，鹿角霜10g，狗脊10g，泽泻12g，陈皮10g，赤芍18g，红花10g。

4剂，水煎服。嘱避风寒，勿过劳，畅情志。

复诊（2019年7月19日）：服药后，夜间双下肢烦乱不舒症状较前好转，睡眠较前好转，大便黏腻不爽。舌体胖而嫩红，舌苔黄厚，脉细滑。上方加木瓜20g，6剂，水煎服。

三诊（2019年7月25日）：服药后，夜间双下肢烦乱不舒较前明显好转，偶有双下肢拘急感。睡眠较前好转，二便尚调。舌体胖而嫩红，舌苔黄厚，脉细滑。上方加当归12g，白芍12g，熟地黄12g，川芎12g，甘草6g，6剂，水煎服。

【按语】不安腿综合征的病因及发病机制尚不清楚，目前认为其发病与神经、精神因素有关。中医辨证有虚有实，多为虚实夹杂，日久反复，缠绵难愈。其病因可因寒湿之邪客于经脉，经脉不利，气血运行不畅，肌肉筋脉失于濡养而致病；又可因肝肾虚衰、筋脉失养而发病。本病在治疗上应内补肝肾，外祛风湿，疏通经脉，兼以调和气血，攻补兼施，方能获效。

（李明明主诊并整理）

案 4

李某，女性，33岁。

初诊（2016年10月30日）：自诉患雷诺氏病3年，每因寒冷或情绪激动，即两手手指发冷、发麻，指端皮肤苍白、青紫，时伴有疼痛。此次因受凉而发，伴肢冷，面色少华，小便清长，舌淡、苔白，脉沉涩。西医诊断：雷诺氏病；中医诊断：脉痹，证属阳虚寒凝，气血不畅。治宜温经散寒，理气和血，以阳和汤加减。

肉桂12g，麻黄12g，鹿角胶10g，白芥子9g，熟地黄15g，当归10g，川芎10g，地龙10g，炮姜6g，蜈蚣2条。

20剂，每日1剂，水煎服，早晚分服。

复诊：症状消失，四肢温和，脉缓有力。

【按语】雷诺氏病表现为肢端动脉阵发性痉挛，常在寒冷刺激或情绪激动等因素影响下发病，属中医学的"寒厥""脉痹"范畴，多由脾肾阳虚，阴寒内生，或寒湿之邪外袭，寒凝血脉，或情绪不畅，肝失疏泄，气血运行不畅，导致阳气不能通达四肢而发。故本病例的治疗以温经散寒、理气活血为法，在阳和汤的基础上，去生甘草，增加当归、川芎、地龙以提高活血化瘀之功效，故取效迅速。

（徐宝庭主诊并整理）

案5

刘某，男，35岁。

初诊（2017年8月11日）：主诉腰痛3年余，加重1月余。患者自2014年起，无明显诱因出现腰部疼痛，但未重视。后来症状加重，查HLA-B27：（＋）。骶髂关节CT示：骶髂关节边缘模糊，关节间隙轻度变窄。确诊为"强直性脊柱炎"。现症见：腰部疼痛、沉重，在天气变冷时加重，晨僵明显，面色苍白，周身乏力，形寒畏冷，纳可，眠可，二便调，舌淡红有瘀斑，苔薄白，脉沉弱。西医诊断：强直性脊柱炎。中医诊断：脊痹，证属肾虚督寒，瘀血阻滞。方用阳和汤加减。

鹿角胶10g，熟地黄20g，盐杜仲15g，续断15g，丹参20g，黄芪20g，川芎15g，当归15g，狗脊10g，炙淫羊藿10g，威灵仙10g，红花10g，苦参10g，盐补骨脂15g，秦艽15g，蜜麻黄12g，黑顺片15g，甘草10g。

15剂，颗粒剂，日1剂，水冲服。

复诊（2017年8月26日）：患者腰痛减轻，如释重负，体寒减轻，精神转佳，手心汗出，上方继服。

【按语】强直性脊柱炎属于中医学"大偻""肾痹"等范畴。本病病位在骨，骨为肾所主，而督脉能司一身阳脉，温煦四肢百骸，故"益肾壮督"是治本之道。本例患者久患此病，腰部沉重，形寒畏冷，辨证属本虚标实，治以培补肾元，活血化瘀。处方以阳和汤为基础方，药因证转，灵活化裁，加重补肾之药，重用活血化瘀之品。全方达到三个目的：一是补益肝肾精血；二是温壮肾督阳气，使阴充阳旺，既可祛邪外出，又可御敌内侵；三是祛瘀通络，舒筋活血。《临证指南医案·痹》说："亦不外乎流畅气血、祛邪养正、宣通脉络诸法。"全方融合补肾壮督、活血通络诸法于一炉，使肾气充，筋骨健，血络通，疼痛止而诸症自除。

（徐宝庭主诊并整理）

案6

吴某，女，35岁，农民。

初诊（2018年10月20日）：主诉四肢关节疼痛10余年。于我院查血沉为50mm/h，抗"O"阳性。经用中西药治疗，症状时轻时重。本次就诊时，患者肘、膝大关节痛如刀割，行走困难，肢体拘急，难以屈伸，在阴雨天加重，苔薄白，脉弦紧。中医诊断：着痹，证属肾阳亏虚，风寒痹阻筋络。治宜补肾壮阳，祛风散寒，活血化瘀，通利关节筋骨。予麻黄附子细辛汤加味。

麻黄12g，黑顺片15g，细辛6g，川乌3g，草乌3g，淫羊藿30g，杜仲15g，苏木15g，乌梢蛇15g，炙甘草10g。

7剂，颗粒剂。

复诊（2018年10月27日）：关节屈伸自如，查血沉24mm/h。效不更方，续进上方1个月。后随诊，痛消病除。

【按语】本证属风寒湿痹，非辛温大热之品，不能破其痼疾；舍虫类搜刮之品，难祛经脉关节之邪。故治疗本例痹病患者用麻黄附子细辛汤，补火以散经脉之风寒，加苏木、乌梢蛇以通络活血止痛。药证相符，故效果满意。

（徐宝庭主诊并整理）

附：类风湿关节炎

案1

杨某，女，45岁。

初诊（2018年2月5日）：患者5年前双手之指关节疼痛，有晨僵感，逐渐出现手指关节变形，伴双膝关节疼痛。查体：双膝肿胀，浮髌试验（+）。X线检查示：双手远端指关节间隙变窄，掌指关节畸形；双膝关节退行性改变。舌质红，舌苔薄，脉弱。中医诊断：痹病（热痹）；西医诊断：类风湿关节炎。治法：温经散寒，补益肝肾。予桂枝芍药知母汤加减。

桂枝20g，白芍15g，知母10g，炙麻黄6g，防风10g，白术15g，制附子9g，青风藤15g，羌活15g，防己15g，忍冬藤20g，炒杜仲15g，当归15g，骨碎补15g，生姜6片，全蝎6g，甘草6g。

7剂。水煎服，日1剂，分早晚2次，饭后温服。

复诊（2018年2月12日）：服药后，双膝肿胀及双手晨僵感明显缓解。

【按语】痹病以寒证多见，而热证多是整个病程中的一个阶段，一般为时比较短暂，热象消退之后，又可转化成寒证。故辨证用药以温通为主，温则祛寒，通则痹痛自除。对于风湿热痹，也要在清热的同时配以温散之品，不可一味使用寒凉药以清热，以免湿遏不化。温药有利于经络的疏通，开通郁结，使气和血行。

（侯岩珂主诊并整理）

案2

季某，女，35岁，菜农。

初诊（2014年8月2日）：患者有类风湿关节炎病史3年，现全身多关节疼痛难忍。3年来曾用强的松等药治疗类风湿关节炎，效果不稳定。现双手、双足及下颌关节疼痛难忍，双手关节肿胀变形，压痛明显，张口困难，舌淡，苔黄，脉弦滑。此为寒湿久留、瘀而化热、内阻经络所致。治当散寒祛湿，兼以清热、化瘀止痛。予羌活胜湿汤合三仁汤加减。

　　羌活10g，独活10g，藁本10g，防风10g，川芎10g，桂枝10g，白芍10g，茯苓10g，炙甘草6g，红花10g，冬瓜子30g，红花10g，薏苡仁30g，当归10g。

　　7剂，水煎400mL，早晚各温服200mL，日1剂。忌食辛辣、海鲜。

　　二诊（2014年8月9日）：服药后无效。细问病人，知其已停用强的松等药，考虑为停用后的反跳现象，告知病人原强的松等药不可骤减，可半量用之。上方14剂继用。

　　三诊（2014年8月30日）：病人距上次复诊3周后来诊，诉疼痛减轻。嘱其将强的松再减半量，按原方继进30剂。

　　四诊（2014年9月30日）：手足之关节疼痛明显减轻，张口困难消失，口干。停用强的松，原方去冬瓜子、薏苡仁，白芍改为20g，继用30剂。

　　【按语】中西药物各有所长。类风湿关节炎病人对激素敏感，但易形成依赖性，长期应用固然副作用大，但贸然停用，病证易成反跳之势，中药一时难以控制。此时，可考虑中西药并用，缓缓图之，徐徐减少西药用量，而中药持续跟进，最后全部停用西药，单纯应用中药控制病情。

（王禹增主诊并整理）

案3

刘某，女，46岁。

　　初诊（2019年7月9日）：患者因"双手肿痛、活动受限10年加重1月"来诊。曾于当地诊治，上述诸症间断发作。畏寒肢冷，遇寒凉加重，得暖则舒。查体：双手之掌指关节肿胀变形，触痛，活动受限；指间关节肿胀、活动受限。舌质淡红，苔薄，脉弱。有长期服用激素史。中医诊断：痹病（寒湿证）；西医诊断：类风湿关节炎。治法为温经散寒、补益正气，予独活寄生汤加减。

独活15g，桑寄生15g，杜仲15g，川牛膝10g，当归12g，炒白芍20g，川芎9g，茯苓15g，党参15g，生地黄10g，炙甘草6g，桂枝12g。

10剂，水煎服，日1剂，分早晚2次，饭后温服。

复诊（2019年7月20日）：服药后，关节肿痛大减。嘱加强防护与调养：①应注意防寒、防湿，居住环境宜向阳、干燥；②加强功能锻炼，避免关节僵硬挛缩，防止肌肉萎缩；③可酌情选用针灸、推拿、熏蒸、药浴、热熨、外敷等多种方法，配合药物治疗。依法进退20剂，随访关节肿痛基本缓解。

【按语】中医治疗痹病有独到之处，辨证以辨病邪、辨虚实、辨痰瘀为纲，治则为祛邪活络、缓急止痛，后期适当配伍补益正气之剂。对于风胜者，用散风之品当中病即止，不可久用，以防风燥之剂伤阴、燥血、耗气；对于寒胜者，在散寒的同时，须结合助阳之品，使其阳气充足，则寒散痹通而病愈；对于湿胜者，在渗湿化浊的同时，佐以健脾益气之品，使其脾旺则能胜湿，气足则无顽麻；对于热胜者，以清泄郁热为主，佐以活血通络，谨防过用苦寒，有伤阳且滞湿之弊；对于病久入络者，须配伍补益肝肾之品。

（侯岩珂主诊并整理）

案4

范某，女，50岁。

初诊（2020年2月5日）：患者3年前双侧手指关节疼痛，有晨僵感，逐渐出现手指关节变形，伴双膝关节疼痛、发凉。X线检查示：双手远端指关节间隙变窄，双膝关节退行性改变。化验显示：类风湿因子（RF）阳性。舌质红，舌苔白，脉沉缓，尺弱。中医诊断：痹病（痛痹）；西医诊断：类风湿关节炎。治法：温经散寒，补益肝肾。方以桂枝芍药知母汤加减。

桂枝20g，赤芍15g，白芍15g，知母10g，防风10g，白术15g，炙麻黄6g，制胆南星10g，制附子4g，生姜6片，羌活15g，防己15g，青风藤15g，当归15g，骨碎补15g，炒杜仲15g，川芎10g，甘草9g。

7剂，水煎服。

复诊（2020年2月13日）：服药7剂后，双侧手指关节疼痛减轻，双膝关节疼痛、发凉感减轻，舌质红，舌苔白，脉沉缓。继守前方30剂。随访患者已痊愈。

【按语】桂枝芍药知母汤是《金匮要略·中风历节病脉证并治》中的方剂，原文说："诸肢节疼痛，身体魁羸，脚肿如脱，头眩短气，温温欲吐，桂枝芍药知母汤主之。"

本案为外感风寒湿邪，内有肝肾不足。关节畸形为外感风寒湿邪阻滞关节，肝肾亏虚，筋脉失养。赤白芍同用，养阴柔肝，缓急止痛，活血化瘀；桂枝、白芍、生姜、甘草调和营卫；附子温经脉；防风、麻黄、羌活、防己、青风藤、川芎、制胆南星祛风散寒除湿；白术健脾祛痰；当归补血活血。诸药同用，调和营卫，温经通脉，祛风除湿，标本兼治，使正气强，营卫和，筋脉通。

（侯岩珂主诊并整理）

案5

杨某，女，44岁。

初诊（2020年5月1日）：主诉四肢关节对称性肿痛反复发作2年，加重1个月。西医诊断为类风湿关节炎。症见四肢多关节肿痛，以双手之掌指及近端指间关节、双腕、双踝关节肿痛为甚，皮色不红，皮温高，伴有晨僵，手足沉重麻木，倦怠乏力，舌质黯淡，苔浊腻色黄，脉濡滑。中医诊断属痹病（湿热证），治法采用淡渗利湿清热，宣畅气机，处方用三仁汤加味。

薏苡仁15g，白蔻仁10g，杏仁10g，木通10g，厚朴10g，法半夏9g，莱菔子15g，香薷10g，佩兰15g，生姜9g，甘草6g。

7剂，日1剂，分早晚2次，饭后温服。

二诊（2020年5月8日）：关节肿痛减轻，皮温高已缓解，伴纳呆，乏力。舌质淡，苔略腻，脉濡。热象已除，湿邪未尽，脾虚证渐显，治当燥湿健脾，上方加四君子汤加减。

薏苡仁15g，白蔻仁10g，杏仁10g，党参20g，苍术15g，白术20g，茯苓15g，公丁香8g，肉桂6g，陈皮10g，石菖蒲10g，厚朴10g，法半夏9g，莱菔子15g，砂仁10g（冲），甘草6g。

7剂，日1剂，分早晚2次，饭后温服。

三诊（2020年5月16日）：患者的关节疼痛、重着、麻木感觉缓解。标证已除，本虚显露，脾肾阳虚，易生湿邪，治当温阳化湿、散寒祛风，上方合二陈汤、四逆汤加减。

陈皮15g，法半夏9g，干姜15g，茯苓20g，桂枝12g，细辛3g，砂仁10g，薏苡仁15g，白蔻仁10g，杏仁10g，党参20g，苍术15g，白术20g，甘草6g。

10剂，日1剂，分早晚2次，饭后温服。

随诊半年，无复发。

【按语】湿痹有标实与本虚、"湿盛"和"脾虚"之分。在疾病急性发作期，邪气较盛，易于化热，多选用淡渗利湿清热之药，稍佐芳香化湿之品，不能妄加补虚之药以助热，亦不能过用寒凉之品清热以助湿；在疾病中期，以脾虚为主者，当健脾与化湿之药配合使用，应用苦温健脾燥湿之剂；在疾病后期，湿盛而阳微，湿从寒化，伤及脾阳，这是湿邪致病的主要发展趋势，当用温药助阳以燥湿，多选用温运脾阳的药物，既有扶正之功，又可使风寒之邪自除。

（侯岩珂主诊并整理）

案6

徐某，女，48岁。

初诊（2019年4月6日）：患者主诉全身各大小关节疼痛1年余，尤以手指关节为重，恶寒重，无发热，无汗，夜间痛甚，遇寒后疼痛加剧，阴雨天加重。患者素体阳虚，舌质淡，苔薄白，脉细涩。类风湿因子阳性，血沉50mm/h。西医诊断：类风湿关节炎；中医诊断：尪痹，证属肾阳亏虚，风寒痹阻筋络。治宜补阳壮肾，祛风散寒，活血化瘀，通利关节筋骨。予麻黄附子细辛汤加味。

黑顺片15g，麻黄12g，桂枝12g，甘草10g，乳香12g，没药12g，白芍15g，细辛6g，煅自然铜10g。

7剂，颗粒剂，早晚分服。

二诊（2019年4月14日）：患者疼痛缓解，然而饮食不佳，偶有胃部隐痛。原方改为乳香6g，没药6g，煅自然铜5g，加用党参12g，白术15g，继续服用30剂。

随诊全身关节疼痛明显减轻，活动自如，查血沉，降为20mm/h。

【按语】患者素体阳虚，寒邪侵袭经脉，致经脉瘀阻，故关节疼痛，伴恶寒、发热、无汗；外感寒湿，寒凝血滞，气与血互结于皮肤腠理之间，气血不通，不通则痛，故见疼痛；阳气不能温养皮肤，营卫失调，故见畏寒怕冷。治疗以补阳壮肾、祛风散寒、活血化瘀、通利关节筋骨为原则。

（徐宝庭主诊并整理）

案7

李某，女，70岁。

初诊（2018年8月26日）：病人患类风湿关节炎病史10余年，近来检查血沉32mm/h，类风湿因子155.7IU/mL，C-反应蛋白16.2mg/L，经服多种西药，效果不佳。现症见：手指关节肿胀、疼痛、麻木，屈伸不利，活动后缓解，遇冷加重。背部僵硬疼痛，腿乏力，面色无华，唇无血色，舌淡，苔薄白，脉弱。西医诊断：类风湿关节炎；中医诊断：尪痹，证属气血虚寒。治当补益气血、散寒除痹，方以乌头汤合当归四逆汤加味。

桂枝10g，白芍10g，当归10g，细辛6g，通草6g，生甘草18g，麻黄12g，黄芪20g，制川乌3g，红参6g，五灵脂10g，熟附片15g。

颗粒剂，6剂，早晚分服。

二诊（2018年9月2日）：腿乏力好转，予上方6剂继用。

三诊（2018年9月8日）：诸症进一步减轻，手指疼痛较前缓解。原方继用。

四诊：手指疼痛较前缓解，日常活动较前灵便。

【按语】类风湿关节炎多见于中年以上的女性，手、足、腕、踝关节易发，可导致关节畸形。该病病程漫长，难以治愈，晚期可导致关节结构的破坏。本病例根据关节变形、疼痛、屈伸不利，辨为历节；根据病人关节疼痛遇冷加重、舌淡苔白，辨为寒；根据舌苔、脉象、腿乏力，辨为气虚；根据活动后关节疼痛减轻、背部僵硬，辨为经脉不利并有瘀血；根据面色无华、唇无血色，辨为血虚，因此选用乌头汤合当归四逆汤加味。

方中桂枝、细辛、制川乌、麻黄、通草、附子温通经络，散寒除痹；白芍、当归补血活血，助机体抵抗寒邪；黄芪、红参补气，助诸辛温药物散寒通络，并使气能化血；五灵脂加强活血止痛作用；炙甘草顾护中州，调和诸药。诸药合用，共奏良效。

（徐宝庭主诊并整理）

案8

宋某，女，55岁。

初诊（2016年1月14日）： 主诉周身关节疼痛10年余，加重1月余。患者自2004年11月起，无明显诱因出现双手之掌指关节疼痛、肿胀，其后周身关节疼痛，反复发作，未予系统治疗。近日关节疼痛、肿胀加重，遂在当地医院就诊，诊断为"类风湿关节炎"。现症见：双手之掌指关节冷痛、僵硬、变形，肿胀不明显，双腕关节疼痛，活动略受限，伴双肘关节、双膝关节、下颌关节疼痛，晨僵小于2小时，形寒怕冷，下雨及阴天加重，伴口干舌燥，潮热盗汗，倦怠乏力，肌肉瘦削，纳呆，舌嫩红，苔少，脉沉细无力。查：血沉：30mm/h，C-反应蛋白：28mg/L，类风湿因子：156KIU/L。西医诊断：类风湿关节炎；中医诊断：尪痹，证属风寒湿痹，阴阳两虚。方用阳和汤加减。

鹿角胶20g，熟地黄15g，炮姜6g，桂枝12g，炒白芥子12g，炙淫羊藿12g，蜜麻黄12g，细辛3g，黄芪15g，川牛膝15g，玄参20g，丹参15g，熟附子15g，炙甘草10g。

日1剂，颗粒剂，水冲服。

复诊（2016年1月24日）： 服用10剂后，关节疼痛渐轻，胃纳、形寒怕冷感有所改善，关节稍疼痛，仍感倦怠乏力，舌红，苔薄白，脉沉细，用上方继服。

【按语】类风湿关节炎属于中医学"痹病"范畴。本病例患有类风湿关节炎10年余，阴阳两虚，正虚邪恋，邪气流注关节，深伏筋骨，痹阻筋脉，气血凝涩，故骨节冷痛，遇冷加重；阳虚日久，致营卫气血俱微，加之患者年过半百，已阴气自半，故经脉失养，肌肉瘦削；肝肾阴虚，则口干，潮热盗汗；脾肾阳虚，内不能温化水谷，外不能温养形体，则食少，怕冷。方以阳和汤为主，温经散寒，并增加滋阴降火之品，以双补阴阳。方中鹿角胶、炮姜、蜜麻黄虽能振奋五脏阳气，但亢阳易耗阴，故佐以熟地黄、玄参，能补五脏阴血；而又为防止熟地黄、玄参二药纯阴主静，守而不走，故增加川芎、丹参活血化瘀，使动静结合，刚柔相济，行而不散，做到补阳之中配阴，益阴之中扶阳。遣方用药，配伍得当，故阴阳调和，应手奏效。

（徐宝庭主诊并整理）

案9

患者贾某，男，47岁。

初诊（2019年8月15日）：主诉腰膝疼痛、手指关节僵硬变形、活动受限3年，加重1周。患者自述，每于阴雨天关节疼痛加重，平素腰膝酸软，痛势绵绵，喜按喜捶打，头晕耳鸣，神疲乏力。近1年来，腰痛加剧，手指关节及膝关节肿大、僵硬、变形、刺痛，屈伸不利，有麻痹感，四肢沉重难举，舌淡，中有裂纹，脉沉细。中医诊断：骨痹（肝肾亏虚证）；西医诊断：类风湿关节炎。治法：补益肝肾，祛风除湿，通络止痛。选用独活寄生汤加减。

桑寄生30g，杜仲20g，牛膝15g，秦艽20g，威灵仙20g，防己10g，木瓜10g，生地黄20g，山药20g，山茱萸15g，茯苓20g，桂枝10g，防风10g，青风藤20g，海风藤20g，川芎10g，党参10g，当归15g，芍药30g，丹参20g，延胡索10g，甘草10g。

10剂，日1剂，分早晚2次，饭后温服。

复诊（2019年8月25日）：服上方10剂后，腰痛明显减轻。继服上方14剂。

随访患者，关节肿大、僵硬、刺痛、屈伸不利症状消失。继续服药，巩固疗效。

【按语】上方中，杜仲和桑寄生为治疗腰痛之要药，威灵仙能消除骨刺，加上四物汤活血祛瘀。此外，青风藤、海风藤取"藤能通络"之功；秦艽治疗痹病，风寒湿热，皆可应用，并且病发无问新久，病情无问轻重，均可用之，实为治疗痹病之要药；防己长于消肿，此四药合用，祛风散寒，除湿清热，舒筋活络，解麻止痛，为治疗类风湿关节炎之要药。另用桂枝温阳，地黄滋阴，充分体现"疏风勿燥血，温散勿助火，化湿不劫阴"的原则。

（侯岩珂主诊并整理）

（二十二）痿病

王某，女，53岁。

初诊（2020年6月10日）：主诉因车祸全身多处受伤1个月，乏力加重10天。自述1个月前，不慎失足从高处坠下，致后脑左侧受伤，皮破血流，出现深度昏迷。经急诊住院治疗一个月余，伤口虽已愈合，但仍自觉头部麻木，患处疼痛，夜间疼甚，睡眠不宁，眩晕耳鸣，饮食不思，全身乏力，恶心呕吐，容易惊恐，时或震颤，下床行动需人扶持。出院后，继经多方中西医结合治疗，未效。查体：面色㿠白，神志呆钝，沉郁不语，气息低弱，额部自汗，舌淡，苔白，脉沉细。中医诊断：痿病（气血亏虚证）；西医诊断：脑外伤后遗症。治法：补中益气。处方：拟补中益气汤加减。

党参20g，白术12g，柴胡12g，升麻9g，当归12g，黄芪20g，陈皮5g，石菖蒲9g，远志9g，炙甘草6g。

3剂，水煎服。

二诊（2020年6月13日）：服药后，症状有好转，头痛减，自汗收，可睡眠，余症遂轻。按原方再进3剂。

三诊（2020年6月16日）：精神好，胃纳佳，头痛消失，步履安稳，余症皆平。乃拟补益之品以善其后而巩固疗效。处方：

白芍12g，当归12g，熟地黄12g，白术12g，茯苓15g，党参20g，何首乌15g，黄芪20g，麦冬12g，炙甘草6g。

10剂。

此后停药。近访患者健康如常。

【**按语**】此病为气血耗损，脾胃功能失常，脑髓失荣所致，治以补中益气，养血安神，开窍荣脑。本病例属病后元气未复、脏腑不和的后期状态。方用补中益气汤升清降浊、益气养血，加石菖蒲、远志、茯苓以宁心安神、开窍荣脑，白芍、地黄、何首乌、麦冬滋补肝肾，使正复病除，而体自康。

（侯岩珂主诊并整理）

（二十三）颤证

孙某，女，73岁。

初诊（2019年1月15日）：主诉头不自主晃动4个月余。患者从4个月前开始，无明显诱因出现头部不自主晃动，并不自知，症状持续，伴有视物模糊、头晕、耳鸣，未行诊疗。现患者仍头部不自主晃动，头晕，耳鸣，口干，视物模糊，纳食差，夜眠差，多梦易醒，醒后难以再入眠，大便日1次，不成形，舌质红、苔少、脉弦细。否认家族遗传病史。中医诊断：颤证（肝肾阴亏）；西医诊断：帕金森病。治法：补益肝肾，平肝息风。处方：

枸杞子30g，菊花15g，熟地黄20g，生山药10g，山茱萸12g，泽泻10g，云茯苓12g，牡丹皮15g，知母12g，炒黄柏6g，钩藤10g，龟甲10g，天麻10g，远志10g，僵蚕10g，地龙10g。

6剂，水煎服。嘱避风寒，勿过劳，畅情志。

复诊（2019年1月21日）： 服药后，头晃动症状减轻，时有耳鸣、视物模糊，口干，纳差，眠差，大便不成形，小便可，舌质红，苔薄黄，脉弦缓。上方加天花粉10g，水煎服，6剂。

三诊（2019年1月27日）： 服药后，头部晃动症状减轻，头晕、耳鸣较前改善，仍视物模糊；口干减轻，纳食不佳，夜尿频，夜眠略改善，大便较前成形，日1~2次。舌质红，舌苔薄黄，脉弦细。处方：

枸杞子30g，菊花15g，熟地黄20g，生山药15g，山茱萸12g，泽泻15g，牡丹皮15g，炒白蒺藜15g，沙苑子15g，益智仁30g，知母10g，厚朴15g，砂仁6g，茯神15g，远志12g，杜仲10g，僵蚕10g，地龙10g。

6剂，水煎服。

【按语】 颤证是以头部或肢体摇动、颤抖，不能自制为主要临床表现的一种病证。轻者表现为头摇动或手足微颤，重者可见头部振摇，肢体颤动不止，甚则肢节拘急，失去生活自理能力。

本病以肝肾阴虚、气血亏虚为本，风、火、痰瘀为标。对于久病入络之颤证，临床上可选用虫类药，配合补肝肾，滋水涵木，可获良效。

（李明明主诊并整理）

（二十四）痛风

案1

张某，男，32岁，个体工商户。

初诊：（2014年7月22日）：主诉右足趾多关节肿痛1年，加重7天。曾在某西医医院就诊，经化验检查，诊为痛风，服用秋水仙碱等药有效，但易复发。患者好饮酒，舌淡，苔黄腻，脉滑数。此为湿热内生、阻塞经络所致。治当清热祛湿，通络止痛。予程氏萆薢分清饮加减。

萆薢15g，炒白术10g，桂枝6g，白芍10g，半夏10g，土茯苓30g，白茅根10g，炙甘草6g，川牛膝10g，薏苡仁30g，独活10g，黄柏10g，泽泻10g，当归10g，川芎10g。

7剂，水煎400mL，早晚各温服200mL，日1剂。

二诊（2014年7月29日）：右足趾多关节肿痛明显减轻，舌脉同前，上方14剂继用。

三诊（2014年8月12日）：右足趾多关节肿痛基本消失，未再给药。

【按语】嗜酒家易生湿热，碍脾脏之运湿，难以主四肢，导致气机不畅，经脉不通，则关节疼痛。治当清热祛湿，通络止痛，故获良效。

（王禹增主诊并整理）

案2

宋某，男，22岁，园林工人。

初诊（2014年7月26日）：主诉右足第一跖趾关节肿痛1年，曾在某西医医院就诊，经化验检查，诊为痛风，服用秋水仙碱等药有效，后复发，又服用某医院中药，开始有效，后又复发，再服无效。舌淡，苔白腻，脉弦滑。此为痰湿阻络所致，治当健脾化湿，通络止痛，予二陈汤加减。

草薢15g，炒白术10g，桂枝6g，白芍10g，半夏10g，陈皮10g，干姜6g，川牛膝10g，茯苓10g，独活10g。

7剂，日1剂，水煎400mL，早晚各温服200mL。

二诊（2014年8月2日）：右足之跖趾关节肿痛减轻，舌脉同前，上方14剂继用。

三诊（2014年8月16日）：右足之跖趾关节肿痛持续减轻，上方14剂继用。

【按语】痛风之关节痛同其他关节病一样，有寒有热，有虚有实，临证之时，切莫固执一端。嗜酒家易生湿热，碍脾之运湿，气机不畅，经脉不通，则关节疼痛。治当清热祛湿，通络止痛，可获良效。

（王禹增主诊并整理）

案3

患者王某，男，48岁。

初诊（2019年5月19日）：主诉右足第一跖趾关节红肿，剧痛难忍1天。既往患痛风多年，嗜酒。舌质淡红，苔腻，脉数。中医诊断属湿热痹，治则为清热祛湿利水，予四妙散加味。

苍术15g，黄柏12g，川牛膝9g，独活10g，羌活10g，木瓜9g，木防己12g，木通6g，生地黄12g，赤芍15g，当归12g，知母9g，白术15g，生甘草6g，桃仁9g，红花9g，连翘9g，制没药6g，薏苡仁30g，茯苓12g。

3剂，水煎服。

复诊（2019年5月21日）：服药3剂后，肿痛大减，能够下床行走。继以原方调理，后渐愈。

【按语】痛风以膝下红、肿、热、痛为主要临床表现者，红属热，肿属湿，痛为不通，乃湿热阻滞下焦，多见舌质红或黯红，舌苔多白腻罩黄或黄腻，多发于嗜酒之人。

（侯岩珂主诊并整理）

案4

韩某，男，30岁。

初诊（2018年6月26日）：主诉右脚趾关节红肿疼痛不适3日，加重1日。患者3日前在食用大量海鲜和饮用啤酒后，第二天右脚趾关节出现疼痛，局部稍红肿。昨日红肿、疼痛加剧，饮食可，精神差，身困乏力，劳累后加重，小便色黄，大便每日1次，成形且通畅，夜眠差、多梦，素体肥胖。舌质红，苔黄腻，脉弦滑。今日检查示：血尿酸：689.4μmol/L，甘油三酯5.8mmol/L。诊断：痹病（湿热下注）。处方：四妙散加减。

苍术10g，黄柏10g，川牛膝15g，薏苡仁30g，茯苓30g，白蔻仁5g，连翘10g，黄芩10g。

6剂，每日1剂，水煎600mL，分为早、晚两次温服。

本方以清热利湿、通痹止痛为主，治疗以四妙散加减。方中以黄柏为君药，取其寒以胜热，苦以燥湿，且善于除下焦之湿热；苍术苦温，健脾燥湿除痹，为臣药；牛膝活血通经，补肝肾，强筋骨，且引药直达下焦，为佐药；茯苓健脾利水渗湿，薏苡仁利水渗湿除痹、健脾止泻，故茯苓、薏苡仁共用，增强祛湿除痹之功效；连翘清热解毒，散结消肿，黄芩清热燥湿，共为使药。

二诊（2018年7月3日）：右脚趾关节疼痛及红肿减轻，局部皮色、皮温基本恢复正常，饮食可，精神欠佳，偶有身困乏力，小便色黄，大便每日1~2次，成形、通畅，夜眠可，舌红、苔黄腻，脉弦滑。现患者湿热减轻，处方以四妙散加减，加入车前草20g以利尿、清热。

苍术10g，黄柏10g，川牛膝15g，薏苡仁30g，茯苓30g，白蔻仁5g，连翘10g，黄芩10g，车前草20g。

7剂，每日1剂，水煎600mL，分为早、晚两次温服。

本方中，苍术辛、苦、温，具有燥湿健脾、祛风湿、解表邪的功效；黄柏苦、寒，具有清热燥湿、泻火解毒的功效；牛膝苦、甘、酸、平，具有活血痛经、补肝肾、强筋骨、利尿通淋的功效；薏苡仁甘、淡、微寒，具有利水渗湿、健脾除痹的功效。全方具有清利湿热、通络止痛、强健筋骨、活血化瘀等功效。

三诊（2018年7月12日）：治疗2周，辅助检查（2018年7月11日，德州市中医院）示：血尿酸268μmol/L，甘油三酯3.26mmol/L。血尿酸已经降全止常范围，血脂仍较高。继续治疗1个月，复查血脂正常，叮嘱患者注意饮食、加强运动。

随访半年，未见痛风复发，肾功能始终稳定。

【按语】《医学入门》言："痛风、历节分怯勇：形怯瘦者，多内因血虚有火；形肥勇者，多外因风湿生痰。以其循历遍身，曰历节风；甚如虎咬，曰白虎风。痛必夜甚者，血行于阴也。"痛风的主要病机以先天禀赋不足、肝脾肾功能失调为内因，外感风、寒、热、湿邪为外因，湿热壅聚下焦，痹阻经络，遂发为本病，治以清利湿热为主。

（申鹏主诊并整理）

（二十五）面肌痉挛

付某，男，29岁。

初诊（2019年11月15日）：主诉右面部肌肉不自主跳动20余天。患者20余天前无明显诱因出现右面部肌肉不自主跳动，持续时间较短，每日发作数10次，情绪激动时症状加重，入眠后症状消失，伴面部麻木不适，纳可，眠可，二便调。舌质黯，苔白，脉滑。中医诊断：面肌痉挛（风痰阻络、瘀血阻滞）；西医诊断：面肌痉挛。治法：祛风化痰，活血通络。处方用静风汤加减：

僵蚕10g，全蝎10g，丝瓜络10g，荆芥10g，防风10g，炒蔓荆子10g，菊花15g，天麻10g，虎杖12g，赤芍15g，天竺黄10g，橘红10g，薏苡仁30g，重楼15g，甘草6g。

6剂，水煎服。

复诊（2019年11月21日）：面肌痉挛较前好转，现每日发作7~8次，面部麻木感减轻，自觉乏力，纳可，眠可，二便调。舌质黯，苔白，脉细。治法为扶正祛风通络，处方以补阳还五汤加减。

黄芪60g，炒白术10g，防风6g，地龙10g，当归12g，赤芍18g，红花10g，石斛12g，石菖蒲10g，炒远志12g，车前草10g，猪苓10g，伸筋草10g，益智仁30g。

6剂，水煎服。

三诊（2019年11月27日）：患者面肌痉挛发作次数明显减

少，现每日发作2~3次，面部麻木减轻，纳可，眠可，二便调。舌苔黄干，脉弦。上方去车前草、猪苓，加熟地黄20g，川芎12g，6剂，水煎服。

后将上方随证加减，患者继服10余剂，未再出现面肌痉挛，病愈。

【按语】面肌痉挛属于中医学"瘛疭"范畴，瘛疭即抽搐。临床常见痰瘀搏结，久治不愈，极易形成正虚邪实、虚实夹杂之顽疾。自拟静风汤施治，后期合用补阳还五汤加减，疗效快捷而稳定。

（李明明主诊并整理）

（二十六）面痛

田某，女，41岁。

初诊（2020年3月15日）： 主诉发作性右侧面痛半年。患者半年前无明显诱因出现右侧面部疼痛，呈刀割样剧痛，进食、漱口及说话时可诱发疼痛，每次持续约1分钟，难以忍受，症状反复发作。曾在当地人民医院就诊，拟诊为"三叉神经痛"，一直服用卡马西平片0.2g，日二次，控制病情，症状仍时有发作，常伴有牙龈肿痛，纳可，眠可，二便调。舌质黯，苔黄略腻，脉弦滑。中医诊断：面痛（肝阳上亢）；西医诊断：三叉神经痛。治法：滋阴潜阳，清热泻火。处方：

天麻12g，钩藤18g，生石决明30g，牛蒡子15g，橘红12g，黄芩12g，生石膏30g，知母12g，牛膝18g，杭白芍20g，生地黄12g，升麻12g，羚羊角粉1g（冲），炒蔓荆子12g，炙甘草6g，玄参30g，延胡索20g。

水煎服，14剂。

复诊（2020年3月29日）：面痛减轻，有时洗脸时能触发一过性面痛，但程度减轻，仍左侧牙龈肿痛，纳可，眠可，二便调。卡马西平减量为半片（0.1g，日二次）。查体：BP125/80mmHg，舌质黯，有瘀斑，苔黄，脉弦滑。上方去橘红，加香附20g，枳实6g，当归12g，川芎12g。水煎服，7剂。

三诊（2020年4月5日）：患者现服用卡马西平片0.1g，日一次，近6日未再发作面痛，仍牙龈肿痛，大便日行1~2次，成形，无腹痛。舌质黯红，苔黄，脉弦滑。处方：

天麻12g，钩藤18g，生石决明30g，牛蒡子15g，橘红12g，黄芩12g，牛膝12g，杭白芍20g，生地黄30g，炒蔓荆子12g，炙甘草6g，延胡索20g，香附12g，枳壳12g，当归12g，川芎12g，夏枯草12g，牡丹皮12g，虎杖18g，白芷12g。

水煎服，7剂。

2020年4月13日电话随访，患者已经停服卡马西平片，未再发作面痛。

【按语】面痛，中医学亦称为"头痛""头风"，多为火郁阳明，络脉痹阻。火为阳邪，易生风动血。风火善动而不居，虽郁于内，然稍有刺激便被触动，发而不畅，故呈阵发性灼热剧痛。若肝热素盛，情志不遂，气郁化火，挟胃火上攻头面，致气血阻滞，"不通则痛"。故治疗时当以清热滋阴、平肝止痛为主，以天麻钩藤饮合玉女煎加减。在经络理论指导下，把握主要病机，用药与证候相合，故获良效。

（李明明主诊并整理）

（二十七）面瘫

案1

刘某，女，30岁。

初诊：主诉突发左侧口角㖞斜1天。现症见：左眼睑闭合不全，左侧额纹消失，口角向右侧㖞斜，不能顺利鼓腮，伴左耳后部刺痛，无发热恶寒，无四肢活动异常，舌红润，苔薄白稍腻，脉弦细。行颅脑CT示：未见明显异常。中医诊断：面瘫，证属风寒阻络；西医诊断：面神经炎。法当祛风逐寒、温经活络，予麻黄附子细辛汤合二陈汤加减。

黑顺片15g，麻黄12g，细辛3g，防风10g，钩藤10g，僵蚕10g，陈皮10g，桂枝10g，甘草3g。

7剂，颗粒剂，水冲服，日2服。

服药期间，同时给予针刺疗法，取双侧外关、风池、下关、地仓、颊车、迎香、太阳等穴位。

复诊：服药平安。继续服用20剂，继续针刺疗法。

随诊症状消失。

【按语】患者因素体阳虚、卫外不固，骤感风寒、邪客经脉而致病。治疗以麻黄、细辛、附子温经散寒，振奋阳气，祛除表邪；以僵蚕、防风、钩藤搜除风邪；二陈汤荡涤风寒裹挟之湿痰；桂枝通络，共奏温经散寒、祛逐风痰、通经活络之效。《神农本草经》曰："附子气味辛温，有大毒，主治风寒咳逆邪气，寒湿……"故攻之即所以补之，诚如《素问·生气通天论》曰："阳气者，精则养神，柔则养筋。"附子味辛甘，性大热，功善温经逐寒，祛风燥湿，助阳救逆，其性能升能降，内通外彻，通行十二经脉。因其温运，则阳气得复，风寒湿除，经脉通畅，故面瘫能速愈。

（徐宝庭主诊并整理）

案2

杨某，男，51岁。

初诊（2020年4月15日）：主诉右侧面瘫1周。患者1周前受凉后，出现右侧面部不适，不能抬眉、闭眼，右侧鼓腮漏气，右口角存食，纳食可，睡眠一般，小便调，大便干。舌质红，苔白，脉浮滑。中医诊断：口僻（风痰阻络）；西医诊断：特发性面神经麻痹。治法：祛风化痰，清热通络。处方：

白附子10g，全蝎10g，僵蚕10g，荆芥10g，防风10g，虎杖15g，桔梗10g，蒲公英30g，薏苡仁30g，橘红10g，重楼15g，丝瓜络10g。

水煎服，7剂。

复诊（2020年4月22日）：患者仍右侧不能抬眉、闭眼，右侧鼓腮漏气，纳可，眠可，二便调。舌质黯，苔白，脉滑。上方去荆芥、防风、虎杖、蒲公英、重楼，加蜈蚣15g，地龙15g，桃仁15g，红花10g，川芎15g，10剂，水煎服。

三诊（2020年5月2日）：患者面瘫较前改善，右眼闭合较前有力，右口角㖞斜减轻。自感周身乏力，气短，纳少，睡眠一般，小便调，大便可。舌黯红，苔白，脉细滑。上方加黄芪30g，党参15g，10剂，水煎服。

后来又将上方进行加减，患者服用10余剂，渐愈。

【按语】"口僻"一名，《灵枢》称为"僻""卒口僻"，《金匮要略》谓之"㖞僻"，《诸病源候论》专列"风口㖞候"，后世多以"口僻"称之，俗称"吊线风"。本病多由正气不足，络脉空虚，卫外不固，六淫之邪（尤其是风邪）乘虚入中面部阳明经脉，或因痰浊、瘀血阻于面部经络所致；还有医家认为面瘫是由于气血不利、不荣所致。

笔者认为，正气不足，脉络空虚，六淫之邪、痰浊、瘀血阻于脉络，为本病的主要病因病机，其病性应为本虚标实，故疾病初期以祛邪治标为主，而后期以补气养血扶正为要。针对本患者，首选牵正散加减，该方具有良好的息风止痉、通络止痛功效。患者系久病，久病入络，经络阻滞，血瘀亦重，故加蜈蚣、地龙、桃仁、红花以活血通络；川芎升散，载诸药上达头面部。随着病期的延长，气血渐亏，气虚无以行血，血虚无以荣脉，气短乏力，故加黄芪、党参以益气扶正，使正气渐充，邪气减退，故病渐愈。

（李明明主诊并整理）

二、外科、皮肤科

（一）疮疡

刘某，男，36岁。

初诊（2018年6月12日）：主诉右足拇趾红肿热痛3天。患者不能肯定是否有蚊虫叮咬病史，曾服用"头孢菌素"乏效。查体见：右足拇趾背侧肿胀、触痛，局部色红，皮肤温度高，尚无脓疗，无波动感。舌质淡红，苔薄黄，脉数。中医诊断属疮疡之热毒蕴结证；西医诊断属软组织感染。治疗当清热利湿、活血消肿，方选五味消毒饮加减。

金银花30g，紫花地丁15g，野菊花15g，蒲公英25g，川牛膝10g，茯苓15g，连翘15g，当归12g，天葵子12g。

7剂。水煎服，日1剂，分早晚2次，饭后温服。

复诊（2018年6月19日）：服3剂后，肿痛明显缓解。7剂后，红肿痛消失。

【按语】本证多由热毒壅滞于肌肤所致，治疗以清热解毒、消散疮疡为主。方中金银花入肺胃，可解中上焦之热毒；野菊花入肝经，专清肝胆之火，二药相配，清热解毒散结，善清气分热结。蒲公英、紫花地丁均具清热解毒之功，为治疗痈疮疔毒之要药，且蒲公英兼能利水通淋，泄下焦之湿热，与紫花地丁相配，善清血分之热结。天葵子能入三焦，善除三焦之火。

（侯岩珂主诊并整理）

（二）皮疹

项某，男，25岁，厨师。

初诊（2014年6月10日）：主诉手足关节疼痛伴皮疹作痒1年。曾在省级医院就诊，查免疫球蛋白等未见明显异常，给予西药内服、外用，未见明显好转。平素嗜好海鲜、辛辣饮食。查体：皮疹呈红色丘疹，密集分布，可见血痂抓痕。舌淡，苔黄腻，脉滑数。此为湿热内阻、气滞血瘀所致。治当清热祛湿，活血化瘀，予三仁汤合桃红四物汤加减。

冬瓜子30g，桃仁10g，红花10g，薏苡仁30g，清半夏10g，川厚朴10g，通草10g，黄柏10g，泽泻10g，当归10g，白芍10g，白茅根10g。

7剂，水煎400mL，早晚各温服200mL，日1剂。忌食辛辣、海鲜。

二诊（2014年6月17日）：手足关节疼痛及皮疹作痒减轻，舌脉同前。上方14剂继用。

三诊（2014年8月17日）：病人已按原方连进40余剂，手足关节疼痛消失，皮疹作痒明显好转。

【按语】膏粱厚味，足生大丁。厨师有近水楼台之便，海鲜、辛辣之美味，尽情享之。然久食美味，化生湿热，内阻经脉，则手足关节疼痛、皮疹作痒。治当清热祛湿，活血化瘀。平素不可贪食海鲜、辛辣美味。

（王禹增主诊并整理）

（三）股肿

王某，男，56岁。

初诊（2019年2月16日）：患者因"被拖拉机撞伤导致右髋部疼痛、活动受限"入院。入院初步诊断为右髋臼骨折并髋关节脱位，行手术切开复位髋臼内固定术。术后第三天，出现下肢肿胀、活动受限，B超示：小腿肌间静脉血栓。舌质淡，苔薄，脉弦紧。中医诊断：骨折病，股肿（气虚血瘀证）；西医诊断：右髋臼骨折并髋关节脱位术后。治法：益气活血、化瘀通络。处方用补阳还五汤加减。

黄芪30g，当归12g，川芎10g，红花15g，赤芍15g，桃仁10g，地龙10g，川牛膝10g，茯苓12g，泽泻10g，炒白术15g，炙甘草6g。

7剂，水煎服，日1剂，分早晚2次，饭后温服。

复诊（2019年2月23日）：服后肿胀大减，胀痛感明显减轻。同时检测D-二聚体，指标明显下降。

【按语】骨科大手术后深静脉血栓的临床表现以患肢肿痛最为常见，其辨证要点主要包括患肢肿胀严重，疼痛明显，严重者肤色白或青白，夹杂黯红，局部热或不热，患肢活动受限，指压凹痕或无凹痕；舌质黯紫或红紫，有瘀斑瘀点、条线纹，舌苔白厚，脉沉细。由于本病之基本病机为气虚血瘀、瘀阻脉络，故应以益气活血通络为治疗大法，同时采用恩师王禹增主任医师在先贤"血不利则为水"思想基础上发挥而形成的骨伤科治疗经验，应用茯苓、泽泻等中药，利水活血效果更佳。

（侯岩珂主诊并整理）

（四）狐惑病

张某，女，25岁。

初诊（2018年5月3日）：主诉反复发作口腔溃疡3年余。2015年，患者无明显诱因出现口腔溃疡，伴皮疹，无发热，随后双眼发红，伴视物模糊，于齐鲁医院诊断为"白塞病"，予激素和免疫抑制剂治疗后，病情缓解。4天前，因劳累后出现口腔溃疡发作，色红，疼痛，伴阴部溃疡，四肢散在红色小疱疹，瘙痒，遂至我院就诊。现症：口唇可见2个疱疹，色黄结痂，下唇1个米粒大小溃疡，外阴部有2个溃疡，四肢散在小疱疹，无脱屑，溃疡色红、疼甚。患者面黄，无发热恶寒，无自汗盗汗，下肢不温，腹胀纳少，眠差，大便偏稀，小便调，有经行腹痛，遇寒加重，舌尖红，苔薄白而润，脉沉细。西医诊断：白塞病；中医诊断：狐惑，辨证属阳虚阴盛，虚阳上浮。以扶阳抑阴、引火归原为施治要点，方选潜阳封髓丹加减。

黄柏30g，砂仁15g，甘草10g，附子10g，龟甲6g，黄芪30g，黄连6g，肉桂5g。

颗粒剂，7剂，水冲服，每日1剂，早晚分服。

二诊（2018年5月10日）：口腔及阴部溃疡色淡红，疼痛减轻，溃疡面积未见明显缩小，关节附近的小疱疹减少，精神好

转，仍乏力，下肢欠温，纳增，眠差，二便调，舌淡，苔薄白而润，脉沉细。上方基础上加用白芍、白及、珍珠粉，以敛疮生肌，

处方：黄柏30g，砂仁15g，甘草10g，附子10g，龟甲6g，黄芪30g，黄连6g，肉桂5g，白芍30g，白及10g，珍珠粉3g。

7剂，颗粒剂，服法同前。

三诊（2018年5月17日）：嘱患者继服上方10剂。随访未再复发口腔及阴部溃疡。

【按语】《金匮要略·百合狐惑阴阳毒病脉证治》曰："狐惑之为病，状如伤寒，默默欲眠，目不得闭，卧起不安，蚀于喉为惑，蚀于阴为狐……"本案重用黄柏30g，清心火，滋肾阴，调和水火；砂仁15g，温中行气而运脾；甘草10g，温补脾土。三药相合，以补土伏火，清中下焦湿热，配合封髓丹方以滋阴清热，调和阴阳，交通心肾。另外，合用交泰丸方，以肉桂引火归原，以黄连降火，使上下交泰，并体现了"甚者从之"的治疗理念，但用量宜轻。全方共奏交通心肾、引火归原、阴阳并调之效。

（徐宝庭主诊并整理）

三、妇科

（一）脏躁

周某，女，49岁。

初诊（2019年4月15日）：主诉多汗4年余，加重半月。患者于2015年行子宫肌瘤切除术后，出现多汗，伴全身灼热感，时心烦头痛，日间较甚。曾服用"盐酸帕罗西汀片"，症状稍缓解。平日喜食凉食，近半月情绪不稳，心烦易怒，感觉汗出加重，腰

膝酸软，畏寒肢冷，纳可，夜眠不佳，二便调。舌质红，舌苔黄，脉细弦。西医诊断：更年期综合征；中医诊断：脏躁（肾阴不足）。治法：滋阴清热，温肾扶阳。处方：

仙茅12g，淫羊藿12g，黄柏12g，知母12g，覆盆子30g，生龙骨12g，生牡蛎12g，炒栀子10g，茯苓20g，淡豆豉6g，山药10g，牡丹皮18g，石菖蒲10g，浮小麦15g，炒酸枣仁30g，柏子仁12g。

6剂，水煎服。嘱避风寒，勿过劳，畅情志。

复诊（2019年4月21日）：患者现在感觉汗出减轻，心烦易怒稍有缓解，纳可，眠可，二便调。舌质红，舌苔厚略黄，脉弦滑。上方加地骨皮12g，银柴胡12g，天花粉10g，4剂，水煎服。

三诊（2019年4月25日）：服药后诸症好转，纳可，眠可，二便调。舌质淡红，舌苔黄，尺脉沉。上方继服6剂。

患者6日后复诊，诸症明显减轻。按上方制成丸剂久服。

【按语】本病之本在于肾阴虚，由于肾阴不足，不能上滋肝阴，致使肝阴亦虚，治宜滋阴清热、温肾扶阳。治疗重在补本与治标兼施，嘱患者畅情志，切不可贪求急功。

（李明明主诊并整理）

（二）产后身痛

王某，女，32岁，职员。

初诊（2013年10月16日）：主诉产后耻骨联合部疼痛3个半月。现为产后7个月，行走时仍局部疼痛加重，不敢将双腿分开，无法正常迈步行走。曾在北京某医院就诊，服用止痛药物未见效。现症见：耻骨联合处压痛（+），仰卧位时双下肢等长，并拢困难。骨盆挤压分离试验（+）。X线片示：耻骨联合处间隙增宽。诊断：耻骨联合分离症，予以手法治疗。

准备手法：先让病人取卧位，医者用手法放松其耻骨处、髋关节处和腰骶部，帮助病人活动髋、膝关节。

治疗手法：让病人端坐于床沿，轻度后仰，术者站在病人左侧，左手拿住病人的左手腕，右髋抵住病人的左髋，右手抱住病人的右髋；第一助手站于病人身后，双手扶住病人的双肩；第二助手双手握住病人的双踝。第二助手令患者极度屈膝屈髋，并外展外旋髋关节，尽量使足跟靠近臀部，然后将患者双下肢快速向下拉，使双下肢内旋伸直，同时术者右手用力拉挤骨盆，握患者左腕之手，持其手拍打患者右手背，第一助手前推其双肩，三力合一，同时进行，重复2~3次。

手法完毕后，让病人下床行走，耻骨部疼痛明显减轻，双腿可正常迈步。嘱其回家休养，必要时一周后再做一次手法。

【按语】孙树椿老师认为，孕产妇耻骨联合分离症属"产后身痛"的范畴。治疗此类病证，除应注意产后妇女血虚血瘀的情况，适当以中药养血活络治疗以外，还必须注意"筋"对"骨"的约束作用。临床上应依据不同的类型，选用相应手法，使筋回槽，骨合缝。同时要注意，当发生耻骨联合分离症时，往往其骶髂关节也会发生错缝，伴随腰骶的疼痛，尤其是对于病程较长的患者，应适当加用针对腰骶部的手法。

（孙树椿老师主诊，王禹增整理）

四、五官科

（一）耳鸣

案1

侯某，女，77岁。

初诊（2019年8月15日）：主诉耳鸣2年。患者2年前因生气且劳累出现耳鸣如蝉，伴头胀痛，烦躁易怒，口干，眠差。曾口服多种药物，症状无明显好转。现仍时有耳鸣，头胀不舒，易着急生气，口干，纳食一般，夜眠差，二便正常。舌质红，苔黄，脉弦。中医诊断：耳鸣（肝肾不足、肝阳偏亢）；西医诊断：缺血性脑血管病。处方：天麻钩藤饮加减。

天麻10g，钩藤12g，生石决明18g，栀子10g，牛膝10g，杜仲12g，桑寄生10g，首乌藤10g，炒酸枣仁30g，茯神15g，黄精15g，炒白蒺藜10g，生龙齿10g，龟甲10g，益智仁10g。

6剂，水煎服。

二诊（2019年8月21日）：耳鸣、头胀痛较前改善，仍有心烦，口干，夜眠一般。舌质红，苔黄，脉弦。上方加玄参15g，麦冬15g，柏子仁15g，继服5剂。

三诊（2019年8月26日）：患者耳鸣明显减轻，无心烦及口干，时有视物模糊，纳可，眠可，二便调。舌质红，苔黄，脉弦。上方加夏枯草10g，密蒙花10g，继服6剂。

其后上方又随证加减，患者口服中药1月余，症状明显缓解。

【按语】老年性耳鸣发生的基础是肾虚，肾开窍于耳，肾与耳的关系非常密切。肝肾同源，若年老肾阴素亏，水不涵木，阴虚阳亢，则虚阳上扰清窍，或者肝肾阴血虚，耳窍失养，均可致耳鸣。治疗上应补益肝肾，辅以平肝，方选天麻钩藤饮加减。

（李明明主诊并整理）

案2

高某，女，61岁，已婚。

初诊（2018年2月5日）：患者5天前与人吵架后出现持续耳

鸣，音如蝉声，伴双耳听力下降，头胀，心烦，口苦，夜寐不安，胃有灼热感，小便可，大便干。平素易着急生气。舌红，苔黄，脉弦。诊断为肝火炽盛之耳鸣，处方以龙胆泻肝汤加减。

龙胆草6g，炒栀子10g，黄芩10g，醋柴胡10g，车前草10g，泽泻10g，天麻15g，钩藤12g，炒白蒺藜15g，菊花18g，磁石30g，炒酸枣仁30g，石菖蒲10g，炒远志12g，砂仁10g。

6剂，水煎服，日1剂，早晚饭后服用。

二诊（2018年2月11日）：服用上方后，耳鸣减轻，出现尿频，时有灼热感，无尿痛。舌红，苔黄，脉弦。上方去黄芩，加薏苡仁10g，滑石20g，继服6剂。

三诊（2018年2月18日）：耳鸣明显改善，无心烦及寐差，无尿频，略有口苦。舌红，苔黄，脉弦细。上方继服6剂。

【按语】头痛目赤、胁痛口苦、耳聋耳肿等为龙胆泻肝汤主治之典型症状，证属肝胆实火炽盛，如出现阴肿阴痒，筋痿阴汗，小便淋浊，妇女湿热带下，则兼有湿热下注之证。肝胆实火循经上扰，故见头痛，胁痛口苦，耳聋耳肿等症；若湿热循经下注，阴器受邪，则发为阴肿、阴痒、阴汗等；若膀胱受邪，则小便淋浊。

（王浩主诊并整理）

（二）口疮

李某，女，34岁。

初诊（2018年10月20日）：主诉反复口腔溃疡3年。患者曾服阿莫西林、头孢类抗生素、维生素、清热解毒中药等，效果不明显。现症见：口腔至咽喉多处黏膜溃疡，局部灼痛，四肢不温，手足冰冷，饮食差，舌淡，苔薄白，脉沉细。西医诊断：复发性口疮；中医诊断：口疮（上热下寒证）。治宜清上温下，引火归原，纳气归肾，助阳生津，以潜阳封髓丹加味。

黄柏20g，砂仁10g，骨碎补20g，肉桂10g，补骨脂20g，蜂房10g，细辛3g，龟甲20g，熟附子10g，甘草10g，白及10g。

颗粒剂，3剂。

复诊（2018年10月23日）：连服3剂，口腔黏膜溃疡明显好转，饮食增加，大便通畅，舌淡，苔白，脉沉细。守方继服10剂。随诊溃疡全部愈合。

【**按语**】复发性口疮是指口、舌发生溃疡或溃烂的一种病证，可有局部灼痛，常反复发作，久久不愈。本患者的病程已有3年，辨证为脾肾阳虚，下元不藏，虚火上浮，呈现上热下寒之证。若单纯清热，易导致中下焦更寒；若进温补，则上焦虚火不降，上热愈炽。故以潜阳封髓丹清上温下，交通心肾，引火归原。方中黄柏味苦，泻相火而清热，调节水火之枢；砂仁辛温，纳气归肾，养胃醒脾；龟甲通阴助阳；甘草调和上下，又能伏火，真火伏藏，则人身之根蒂永固；配伍熟附子、肉桂、补骨脂温肾助阳，肉桂又可引火归原；细辛交通心肾，引上浮之阳下归于肾；骨碎补补肾活血；蜂房祛风攻毒。全方配伍，扶正祛邪，标本兼治，使上下相通，水火交济，阴阳协调。

（徐宝庭主诊并整理）

五、骨伤科

（一）伤筋

案1

张某，男，40岁，个体工商户。

初诊（2012年12月8日）：主诉右小腿外伤后疼痛18天。患者18天前右小腿受外伤，出现疼痛、功能受限。由于种种原因，未能及时就诊。伤后12天（12月2日），因疼痛不缓解，就诊于某医院，检查血常规、D-二聚体未见明显异常，右小腿动、静脉彩超检查未见血栓形成。MRI示：右胫腓骨挫伤，伴小腿三头肌损伤。遂让其卧床，抬高患肢，给地塞米松、甘露醇、血塞通等药联合静脉滴注，应用6天，未见明显好转，求治于余。询患者无其他病史，见右小腿后侧肿胀，压痛明显，活动受限，足背动脉搏动良好，舌淡，苔黄腻，诊其脉弱。此属于中医"伤筋"的范畴，证属痰热阻络，中气不足。治当清热化痰，健脾益气，祛湿通络。予防己茯苓汤加减。

薏苡仁30g，浙贝母10g，木瓜15g，茯苓10g，川牛膝10g，黄芪30g，桂枝6g，当归10g，炙甘草5g。

7剂，日1剂，水煎400mL，早晚各温服200mL。嘱患者抬高患肢，活动足踝。

二诊（2012年12月16日）：服药后，右小腿后侧肿胀、压痛明显减轻，舌淡，苔薄腻微黄，脉较前有力。湿热已减，上方中薏苡仁改为15g，继用7剂。

三诊（2012年12月24日）：右小腿后侧肿胀、压痛基本消失，已能下地行走，舌淡，苔薄白，脉和缓有力。湿热已除，经络已通，不宜再用寒凉之剂，"当以温药和之"。将2012年12月8日方去薏苡仁、浙贝母，继用7剂，以巩固疗效。

【按语】疼痛、肿胀是外伤后常见的症状，一般情况下，用常规方法对症处理，症状会很快缓解，但若有失治、误治等情况，临证处理也并非易事。本案系伤后18天就诊，已过伤筋的最佳治疗期，经地塞米松、甘露醇、血塞通等药联合静脉滴注，未见满意效果。余认为，外伤后软组织疼痛、肿胀，多由气滞、血瘀、痰湿互结而成，且三者之间互为因果。故而在辨证的基础上，用防己茯苓汤加减，以清热化痰、健脾益气、祛湿通络而收良效。本案的启示是：西医的脱水剂代替不了中医的化湿药；西医的抗凝剂也代替不了中医的活血药。

（王禹增主诊并整理）

案2

马某，男，38岁，个体工商户。

初诊（2012年12月4日）：主诉右跟腱周围疼痛6个月。6个月前患者曾在某医院就诊，经拍片、化验等检查，未见明显异常，应用中西药物口服，并行理疗、封闭、针刀等治疗，未有明显疗效，疼痛在休息后减轻，在行走后及阴雨天加重，患处怕冷。因疼痛剧烈，现患者每次只能行走20米左右，即不得不停下休息。询其平素嗜酒，好肉食，常有口苦，头晕，昼日易打盹，夜间眠不实，大便黏腻难下。有高血压病史，现BP150/100mmHg，每日服用降压药。查其形体肥胖，国字型脸，面色潮红，右跟腱处皮色红，轻度肿胀，跟腱周围有压痛，右小腿肌肉较对侧僵硬、萎缩，舌质淡、稍青，苔黄腻，诊其左脉滑数，右脉弦数。此乃少阳枢机不利、湿热下注所致；西医诊断为跟腱周围炎。治当和枢机、清湿热、泻阳明、通经脉，主以大柴胡汤合三妙丸加减。处方：

柴胡20g，黄芩15g，白芍10g，薏苡仁30g，干姜6g，枳壳10g，制大黄10g，清半夏10g，川牛膝15g，苍术15g，白茅根15g。

7剂，日1剂，水煎400mL，早晚各分服200mL。嘱患者注意休息，少食油腻，忌酒。

二诊（2012年12月12日）：右跟腱周围疼痛稍有减轻，口苦减轻，大便较前通畅，舌质淡，苔黄腻，脉滑数。药已中的，上方继用14剂。

三诊（2012年12月28日）：右跟腱周围疼痛减轻，已能连续行走500米左右，口干，纳可，眠可，白天精神可，舌质淡，苔黄、稍腻干，脉缓稍滑。考虑湿热渐去，有伤阴之势，上方去苍术、白茅根，加生地黄15g，继用14剂。

四诊（2013年1月12日）：疼痛明显减轻，已能连续行走1000米左右，大便日2~3次，BP130/90mmHg。患处皮色正常，肿胀已消，稍有压痛，舌质淡，苔薄腻、稍黄，脉缓稍滑。热象已消，湿邪尚留，上方减柴胡、大黄、黄芩、生地黄之用量，调方如下：

柴胡10g，黄芩10g，白芍10g，薏苡仁30g，干姜6g，枳壳10g，制大黄5g，清半夏10g，川牛膝15g，生地黄10g。

7剂，日1剂，水煎400mL，早晚各分服200mL。注意休息，少食油腻，忌酒。

五诊（2013年1月19日）：疼痛基本消失，患处无肿胀，无压痛，连续行走1500米左右时患处有痛感，稍作休息后很快消失，可继续行走。上方继用10剂以善后。

【按语】跟腱周围炎貌似由劳损引起，实则与病人的整体状况密切相关。本案即是在劳损的基础上，又兼有湿热内蕴，致经气不利而发病。若诊疗不当，轻则疼痛难行走，重则跟腱断裂。对本病的治疗必须从调整病人的整体状况入手，外病内治，配合饮食调养，让患肢休息，才有望获得满意的疗效。

（王禹增主诊并整理）

案3

齐某，男，30岁，司机。

初诊（2014年9月13日）：主诉左膝外伤后肿胀疼痛12天，曾在某医院就诊，拍X线片未见骨质与结构异常，静脉输注消炎止痛药，外用中药，均无效，膝关节穿刺抽出血性液体3次。查：左膝肿胀、青紫，浮髌征（＋），不能屈曲。舌淡，苔白腻，脉弦滑。此为血瘀气滞、水湿内停所致，治当活血化瘀，利水消肿，予桃红四物汤合五苓散加减。

生地黄10g，桂枝6g，白术10g，白芍10g，猪苓10g，泽泻10g，三七5g（冲），桃仁10g，红花10g，当归10g，川芎10g，茯苓10g，川牛膝15g，陈皮10g。

7剂，日1剂，水煎400mL，早晚各温服200mL。

二诊（2014年9月20日）：左膝疼痛肿胀明显减轻，继用上方7剂。

【按语】仲景云："血不利则为水。"此不独见于妇科，也见于骨科。此类病证，当化瘀与利水并用，方能收到满意疗效。

（王禹增主诊并整理）

案4

金某，男，17岁，学生。

初诊（2014年10月13日）：主诉右肘外伤后肿胀疼痛1个月。患者曾在某医院就诊，拍X线片检查未见骨质与结构异常。经中药汤剂外洗、中成药外喷，肿痛不消。检查：右肘肿胀、青紫，压痛（＋），不能屈曲。舌淡，苔白腻，脉滑。此为血瘀气滞、水湿内停所致，治当活血化瘀，利水消肿，予桃红四物汤合五苓散加减：

生地黄10g，桂枝6g，白术10g，白芍10g，猪苓10g，泽泻10g，三七5g（冲），桃仁10g，红花10g，当归10g，川芎10g，茯苓10g，川牛膝15g，陈皮10g。

7剂，日1剂，水煎400mL，早晚各温服200mL。

二诊（2014年10月20日）：右肘疼痛肿胀明显减轻，上方继用7剂。

【**按语**】临床上常见到外伤后肿胀、疼痛经久不消的病人，要仔细查体，精心辨证，并要联系经典，如仲景所云"血不利则为水"等。此类病证，当化瘀与利水并用，方能收满意疗效。

（王禹增主诊并整理）

案5

董某，男，56岁。

初诊（2018年6月3日）：主诉右肩外伤后疼痛、活动受限1个月。在当地医院诊为"软组织损伤""肩周炎"，采用中西医方法治疗，均乏效。查体：右肩上举、外旋、外展活动受限。舌质淡，苔薄，脉弱。辨病：伤筋病；辨证：筋脉不舒，营卫失和。治法：调和营卫，通脉养筋。处方：黄芪桂枝五物汤加减。

黄芪30g，桂枝15g，白芍20g，葛根20g，威灵仙15g，姜黄10g，炙甘草9g，羌活12g。

水煎服，日1剂，分早晚2次，饭后温服。

【**按语**】患者在住院期间及出院后，经先后3次调整处方，现在已经能自主做梳头动作。检查MRI提示：肩袖未完全撕裂。故保守治疗效果肯定。其病因病机为气血亏虚，卫阳不足，营卫失和，血行涩滞，筋脉失养。在临床实践中，根据患者具体情况的不同，把握其主要病机，辨证施治，使用黄芪桂枝五物汤随证灵活化裁，疗效显著。

（侯岩珂主诊并整理）

案6

王某，男，25岁。

初诊（2019年5月6日）：主诉右踝部扭伤导致肿痛、活动受限1小时。经拍摄X线片检查，未见明显骨折。查体：右侧外踝明显肿胀，触痛，活动受限。舌质淡，苔薄，脉弦紧。中医诊断：伤筋病（气滞血瘀证）；西医诊断：右踝外侧副韧带损伤。治法：活血利水、消肿止痛。处方：桃红四物汤加味。

当归10g，川芎10g，赤芍12g，生地黄10g，桃仁10g，红花10g，乳香10g，没药10g，牛膝10g，泽泻10g，茯苓12g。

7剂，水煎服，日1剂，分早晚2次，饭后温服。

复诊（2019年5月13日）：服药7剂后，右踝部的屈伸活动明显好转。

【按语】本病的治疗应按照骨伤病三期辨证用药，同时要注意受伤部位之不同，年龄、体质之差异，阴阳之偏盛偏衰，受伤时间长短、程度轻重，饮食情况，用药情况等。由于创伤后血脉损伤，血溢脉外而成瘀血，瘀血内阻，经脉不通，气机失调，瘀、水阻滞而为肿。根据仲景"血不利则为水"的理论，在治疗上采用"活血利水"之法，辅以行气之剂，使气血通畅，水湿运行，故能迅速消肿。骨伤病之肿胀虽然病因单纯，但其病机变化多端，需审因辨治。在"瘀"的基础上，区别寒、热各型，选用引经药物直达病所，或辨证用药，以取得满意效果。另一方面，应用利水药宜轻，尤其是治疗老年和体质虚弱患者，以防伤阴。

（侯岩珂主诊并整理）

案7

于某，女，23岁。

初诊（2018年7月3日）：因"割伤左腕部导致流血、活动受限"入院，已经行手术治疗。现术后遗留手掌麻木感已经1周。查看手术记录，术中见左腕部正中神经、指屈肌腱完全断裂，予端端吻合。查体：左手掌正中神经支配区麻木，感觉迟钝。舌质淡，苔薄，脉细。中医诊断：血痹（气血虚弱证）；西医诊断：左腕部切割伤；左腕部正中神经断裂吻合术后；左腕部指屈肌腱断裂吻合术后。治法：调和营卫，行气活血。处方：黄芪桂枝五物汤加减。

黄芪24g，白芍12g，桂枝12g，当归9g，丹参9g，木瓜20g，地龙12g，红花9g，生姜3片，红枣5枚。

10剂，水煎服，日1剂，分早晚2次，饭后温服。

复诊（2018年7月13日）：服药后，左手掌麻木感有缓解。原方加减继续服用20剂，随访症状已明显好转。

【按语】血痹是一种以肌肤麻木不仁为主要临床表现的病证，其病机为营卫不足，气血阴阳俱弱，阳气痹阻，血行不畅；其症状为"身体不仁，如风痹状"。风痹亦有麻木之症状，但以疼痛为主，病在关节筋骨，为实证；血痹则以麻木为主，病在肌膜，为虚证。《伤寒论》条文使用"如"字，即不是风痹之意，突出血痹"营卫气血不足"的特点，所谓"阴阳俱微"是也，提示虚实不可相混。

黄芪桂枝五物汤由桂枝汤去甘草、倍生姜、加黄芪而成。黄芪，《神农本草经》谓之"味甘，微温，无毒。主痈疽、久败疮，排脓止痛，大风癞疾，五痔，鼠瘘，补虚，小儿百病"，则其补益走表、扶正祛邪之功可知。全方以黄芪味甘，性温，能补益中气，充达表里；以桂枝、芍药协助之，桂枝温通经脉，芍药活血，共同行营卫之气以祛风邪；大枣滋养营气，生姜有引药达表之功，使黄芪、桂枝、芍药之力主行于表而不主行于里，以宣营卫之痹阻。

（侯岩珂主诊并整理）

（二）骨折

案1

杨某，男，45岁，医生。

初诊（2014年9月23日）：因胸12椎体压缩骨折入院3天。现腰部疼痛，腹部胀满，小便困难，大便不通，曾用灌肠等方法，效果不显。查：胸腰段棘突处后突畸形，压痛明显，腹部胀满，叩诊呈鼓音，双下肢水肿（-），提睾反射存在，肛周反射存在。胸椎CT示：胸椎板有碎片，椎管形状完整。舌淡，苔薄白，脉弦。此乃瘀血内阻、气机不畅所致，治当活血化瘀，理气导滞，予复元活血汤加减。

柴胡10g，枳壳10g，白术10g，白芍10g，桔梗10g，制大黄10g，三七5g（冲），桃仁10g，红花10g，当归10g，川芎10g，茯苓10g，川牛膝15g，陈皮10g。

7剂，日1剂，水煎400mL，早晚各温服200mL。

二诊（2014年9月30日）：腰痛、腹胀明显减轻，大、小便通畅，上方继用7剂。

【按语】《素问·缪刺论》曰："恶血留内，腹中满胀，不得前后，先饮利药。"病人胸12椎体压缩骨折后，腰部疼痛，腹部胀满，小便困难，大便不通，单用灌肠等方法，效果不显，用活血化瘀、理气导滞之复元活血汤加减治疗，收到良效，正合经旨。

（王禹增主诊并整理）

案2

张某，男，42岁。

初诊：因"腰椎外伤，手术后左下肢活动不利半年"就诊，现左侧下肢活动不利，自足至膝内翻屈曲，不能伸直，活动无力，伴大便不爽。舌质红，苔黄而厚腻，脉濡数。辅助检查：X线片检查示"腰椎术后改变"。中医诊断：骨折（湿热阻滞）；西医诊断：腰椎骨折术后。治法：清热祛湿。处方用四妙散方加减。

苍术10g，黄柏10g，生薏苡仁12g，萆薢10g，木通10g，川牛膝12g，独活8g，车前子9g（包）。

9剂，日1剂，水煎，温服。

复诊：服上方9剂后，舌苔略退，左下肢已略能自动屈伸。上方加鸡血藤15g，继用15剂，水煎服，每日1剂。

三诊：服上方15剂后，肢体屈伸较为自如，已能手扶木杖自己行走。随后上方连服40余剂，已能丢弃手杖，自己散步，可做简单的保健操。行动虽不如常人灵便，但生活自理已无困难。

【按语】舌红、苔黄腻、脉濡数，乃湿热之象。察其湿热之由，是因为外伤后气机失调，导致湿热内生。治疗湿热所致身重、痹痛而邪在经脉之证，当清热祛湿，用四妙散方加味。方中加独活者，一则因独活善走下肢，二则因湿热太甚，恐苦燥渗利之药不能奏效，故取《素问·阴阳应象大论》所云"风胜湿"之义，用独活以加强祛湿之力。本病因外伤所致，故加用鸡血藤养血而通经脉。

（侯岩珂主诊并整理）

案3

李某，男，46岁。

初诊（2019年8月2日）：主诉受挤压之右手食指肿胀疼痛、活动受限2小时余。患者约2小时前不慎被机器挤伤，导致右手食指肿痛，活动受限。本院拍X线片示：右手食指粉碎骨折。现症见：右手食指肿痛、流血。给予清创缝合、小夹板外固定。

二诊（2019年8月3日）：患者食指刺痛，皮下瘀血，纳可，眠可，二便调，舌黯红、有瘀斑，苔白腻，脉沉弦。中医诊断为骨折，证属气滞血瘀。中药给予桃红四物汤加减。方中桃仁、红花活血化瘀，合用当归、生地黄滋阴养血，为君；白芍改为赤芍，合用川芎以行气活血，增强活血化瘀之力，为臣；桑枝祛风除湿、通利关节，白术、茯苓健脾化湿，共为佐；连翘清热散结，为使。全方共奏养血活血化瘀、健脾利湿通络之效。处方：

桃仁10g，红花10g，赤芍15g，桑枝20g，当归10g，川芎10g，生地黄6g，白术20g，茯苓10g，连翘10g。

7剂，颗粒剂，开水冲服，每日1剂，分早晚两次，饭后温服。

三诊（2019年8月10日）：患者服药后，食指肿痛明显减轻，纳可，眠可，大便干，2~3日1行，小便调。舌黯红，苔白腻，脉沉弦。上方去生地黄以防滋腻太过，加大黄6g以泻热通便，处方：

桃仁10g，红花9g，赤芍15g，桑枝20g，当归10g，川芎10g，大黄6g，白术20g，茯苓10g，连翘10g。

7剂，颗粒剂，日1剂，分早晚两次，开水冲，饭后温服。

四诊（2019年8月18日）：患者服药后，食指肿痛明显减轻，手指可自如活动，但活动频繁后仍疼痛。纳可，眠可，二便调，舌红，苔白，脉沉细。方中加桂枝6g以温通经脉，助阳行血，处方：

桃仁10g，红花9g，赤芍15g，桑枝20g，当归10g，川芎10g，大黄6g，白术20g，茯苓10g，连翘10g，桂枝6g。

7剂，颗粒剂，开水冲服，每日1剂，分早晚两次，饭后温服。

随访病人已基本痊愈。

【按语】本患者以外伤后患指疼痛、活动不利为主要表现，辨病为"骨折"。患者因外力作用于手指导致骨断筋离，气机不畅，血溢脉外，气血滞于皮肉之间，故肿痛不适，证属气滞血瘀。中药给予桃红四物汤加减，养血活血化瘀，健脾利湿通络。

四物汤是妇科"圣方"之一，是调经的主要方剂。经后世医家灵活应用，逐渐演变成活血化瘀的基础方。最具代表性的为《仙授理伤续断秘方》对四物汤的评价："凡伤重肠内有瘀血者用此。白芍药、川当归、熟地黄、川芎，上等分，每服三钱，水一盏半，煎至七分，空心热服。"本方主要治疗跌打损伤、瘀血肿痛等骨伤科病证，但从药物配伍的角度来看，该方既能补血，又能行血，可随证灵活加减，对各种瘀血证都有疗效。

（申鹏主诊并整理）

案4

李某，男，35岁，已婚。

初诊（2019年10月8日）：患者1小时前被角磨机割伤，致右手环指流血。查体见：右手环指末节指腹缺如，甲板缺失，甲床缺失约3/4；创缘不齐，污染严重；创面内可见活动性出血，骨断端、肌腱及皮下软组织外露。小指末节远段横断，甲板缺失，甲床裂伤；创缘不齐，污染严重；创面内可见活动性出血。余指未见明显异常。给予清创缝合，静脉滴注消肿、消炎药物。

次日换药，见部分缝合皮肤苍白，辨证属于气滞血瘀证，方拟桃红四物汤加减。

当归10g，生地黄6g，川芎10g，赤芍15g，桃仁10g，红花9g，三七5g（冲服），延胡索3g。

7剂，日1剂，水煎400mL，分早晚两次，饭后温服。

常规换药，5天后，见伤口对合可，血运良好，继续服药7剂，直至拆线。

【按语】方中桃仁、红花、川芎活血化瘀，其中桃仁善化有形之瘀，红花善除细微之血，共用有破血逐瘀、祛瘀生新之功；熟地黄补血养阴，改为生地黄，可加强活血作用；当归补血养肝，活血止痛；加入三七，增强活血之力；加入延胡索，有止痛功效。诸药合用，养血而不滞血，活血而不破血，共奏活血化瘀、消肿止痛之功。全方行中有补，故行而不泄；补中有行，故补而不滞。

（王浩主诊并整理）

案5

刘某，男，40岁，住院号38831。

初诊（2013年7月29日）：因右胫骨粉碎性骨折后小腿肿痛24日请余会诊。病人于7月5日因右胫骨粉碎性骨折入院，当时小腿肿痛明显，经彩超检查，排除了深静脉血栓形成，遂应用抗凝药、消肿药等治疗，于7月19日行切开复位内固定术。今日为术后10天。病人自入院后，每日小腿肿痛难忍，术后也未减轻，每日应用抗炎、抗凝、消肿药物，无明显疗效，每日需服用止痛药方能缓解。查其小腿内上侧轻度肿胀，皮温稍高，伤口有少许渗液，内上侧压痛，舌质稍黯，苔薄腻，脉滑数。此为湿、热、瘀三者相合所致，法当清热去湿，化瘀止痛，方选桃核承气汤和二陈汤加减。

桃仁10g，生甘草6g，芒硝6g，制大黄10g，桂枝6g，清半夏10g，薏苡仁30g，陈皮10g，当归10g，白芍10g，独活10g。

7剂，日1剂，水煎400mL，早晚各分服200mL。

二诊（2013年7月31日）：今日下午查房时，病人告知：前日（29日）开始服药，至昨日下午，中药服用1剂半后，疼痛即消失，未再服用止痛药物，也未出现腹泻。查小腿压痛及皮肤热感消失。嘱其服完剩下的中药，以巩固疗效。

【按语】 桃核承气汤乃《伤寒论》中治疗下焦蓄血证的名方，治疗血热互结，证见热结膀胱，少腹胀满，其人如狂。今病人虽病在小腿，无热结膀胱之证，但有血热互结之象，病不同，证相同，可异病同治，故桃核承气汤可用。病人又有痰湿之证，故合二陈汤，一并投之。由于辨证准确，用药得当，遂收桴鼓之效。

（王禹增主诊并整理）

案6

许某，男，25岁，体校教师。

初诊（2015年6月2日）：病人因左内踝关节骨折，在某医院行左踝关节骨折切开复位螺钉内固定术，手术顺利。术后，骨折部位愈合良好，但关节疼痛肿胀不消，曾在多家医院就诊，化验拍片，未见其他明显阳性体征，服用非甾体类药，并用中药外洗，以及推拿按摩，当时稍有效果，过后即肿痛如初。病人平素嗜酒，喜食海鲜。现因左踝关节术后肿痛半年就诊。刻下：左踝关节疼痛、肿胀，面红体胖，舌淡，苔黄腻，脉滑数。此为痰瘀内阻所致。治当化痰散瘀，通络止痛。予四妙散合桃红四物汤加减。

红花10g，薏苡仁30g，川牛膝10g，独活10g，砂仁10g（后下），苍术15g，茯苓10g，白芍10g，川芎10g，黄柏15g。

14剂，日1剂，水煎400mL，早晚各温服200mL。

二诊（2015年6月16日）：踝关节疼痛，肿胀减轻，上方继用14剂。

三诊（2015年7月16日）：踝关节疼痛肿胀消失，至今未再发。

【按语】病人肥胖，属于痰湿体质，又兼瘀血化水，两阴相劫，致术后左踝肿胀不消，治当化痰散瘀，通络止痛。

（王禹增主诊并整理）

案7

高某，男，42岁，已婚。

初诊（2018年6月5日）：患者1天前从约2米高处坠落，右足着地，即感右足剧痛，不能站立，局部肿胀，活动困难。检查报告为"右跟骨骨折"，遂给予消肿、止疼等药物，择期手术。术后，患者舌淡胖、边有齿痕，苔薄白，脉细，方拟桃红四物汤加减。

桃仁10g，红花10g，当归15g，川芎15g，熟地黄15g，赤芍15g，陈皮15g，木香5g，牛膝10g，茯苓10g，桂枝10g，甘草15g。

10剂，日1剂，水煎400mL，分早晚两次，饭后温服。

复诊（2018年6月15日）：服用前方10剂后，手术切口愈合良好，无皮肤坏死，无感染等。

【按语】桃红四物汤中，桃仁疏肝，活血祛瘀，润肠通便；红花活血祛瘀，散瘀止痛；熟地黄甘温，味厚而质柔润，长于滋阴养血；当归补血养肝，和血散瘀；白芍养血，柔肝和营；川芎活血行气，调畅气血。诸药合用，活血、理气、止痛、消肿之效著，对创伤早期的肿胀、瘀斑、疼痛有明显疗效。

（王浩主诊并整理）

（三）项痹

案1

谭某，女，47岁，教师。

初诊（2014年9月5日）：主诉肩背疼痛1年。1年来肩背疼痛，以左侧为重。曾在本省某医院就诊，服用中药，当时有效，停药即又复发，伴有乏力，心烦，经期提前。曾拍X线片检查颈胸椎示：颈胸椎轻度退行性改变。查体：颈肩部有散在压痛，舌淡，苔薄白，脉沉涩。诊为项痹，此为气血亏虚、血不荣筋所致。治当益气养血，柔筋止痛。予黄芪桂枝五物汤加减。

黄芪30g，桂枝10g，制附子10g（先煎），白芍20g，大枣10g，红花10g，当归10g，川芎10g，茯神10g，炙甘草6g。

14剂，日1剂，水煎400mL，早晚各温服200mL。

二诊（2014年9月19日）：肩背部疼痛减轻，上方继用14剂。

三诊（2014年10月19日）：病人按上方自服30剂，病去九成。

【按语】《素问·生气通天论》曰："阳气者，精则养神，柔则养筋。"病人年近七七，舌淡脉沉，精气已衰，肩背疼痛，乃气血亏虚、血不荣筋之证。治当益气养血，柔筋止痛。

（王禹增主诊并整理）

案2

黄某，男，29岁。

初诊（2019年5月10日）：主诉颈肩部疼痛伴左手麻木、活动受限加重1个月余。患者从事IT工作11年，近1个月突发上述诸症，遇冷明显加重。偶伴头晕，头晕与姿势改变相关。外院诊断为"颈椎病"，曾服用活血通络等药物治疗，效果一般。查体：双侧斜方肌紧张，压痛（＋）。颈部影像学检查示：颈椎退行性变，间盘突出，椎间隙狭窄。舌淡略紫，苔白，脉沉细。中医诊断：项痹；西医诊断：颈椎病。治法：散寒除湿，温经通络。处方：葛根汤加味。

葛根20g，桂枝15g，赤芍15g，茯苓30g，白术15g，制附子（先煎）9g，天麻10g，生姜15g，大枣5枚，炙甘草6g。

7剂，水煎服，日1剂，分早晚2次，饭后温服。

复诊（2019年5月17日）：服药后，诸症好转，颈项部、枕部胀痛减轻，僵硬感减轻。

【按语】患者表现为颈肩部僵硬不适、上肢疼痛麻木、头晕头痛，符合颈椎病诊断。该患者从事IT工作，长期伏案，既往有颈椎病。颈椎病是骨伤科常见病之一，主要是由于颈椎椎间盘突出、骨质增生、韧带钙化或增厚等原因，局部神经根、椎动脉甚至脊髓受压所引起的一系列症状。目前临床常见的颈椎病类型主要有神经根型、椎动脉型、脊髓型、交感神经型。

颈椎病早期，中药治疗效果可靠。患者颈项部僵硬，局部怕风怕冷，太阳表证明显，而葛根"是一味清凉性的解肌药，而尤其是治疗项背拘急作用"，有解痉作用，《神农本草经》称其"味甘，平，主治消渴，身大热，呕吐，诸痹，起阴气，解诸毒"；天麻为治眩晕及头痛之要药，无论虚证、实证，皆可应用。《医碥》言："眩晕，非天麻不治，不可缺。"

预防颈椎病应注意：①避免长期保持同一姿势。若确因工作需要，须长时间伏案工作，可使用颈枕，尽量保持头稍后仰；②反复落枕会加重颈椎病病情，故平时应注意保持正确的睡眠姿势。睡眠时，枕头的高低要适当；③应颈部保暖，避免风寒湿邪侵袭。

（侯岩珂主诊并整理）

案3

王某，男，33岁。

初诊（2018年5月21日）：主诉颈部不适3年，加重伴僵硬1周。现病史：患者因经常加班，近几年来易感冒，并自觉疲乏无力，颈椎明显不适，活动略受限，未曾系统检查。1周前因晚上加班，步行回家受凉后，颈椎不适加重，颈项部肌肉僵硬，右上肢麻木，如虫行，颈部活动明显受限，伴恶风、怕冷，纳可，寐安，二便调。舌体胖、舌质淡红，苔白腻，脉细缓。中医诊断：项痹（营卫不和证）；西医诊断：颈椎病。治法：调和营卫。处方：黄芪桂枝五物汤加减。

黄芪30g，葛根30g，桂枝10g，白芍10g，制附子6g，炙甘草5g。

7剂，每天1剂，水煎分服。

二诊（2018年5月28日）：颈椎不适明显好转，精神亦好转，恶风、怕冷有所缓解，但仍觉疲乏，舌脉同前。效不更原法，上方将黄芪加至40g, 桂枝加至20g, 并加仙鹤草30g以加强益气温通之力, 继服7剂。

三诊(2018年6月3日): 颈椎不适感已除, 纳可, 大便调, 精神好, 面有光泽, 余症亦消, 舌淡红, 苔薄白, 脉细有力。上方继服7剂以巩固疗效。

【**按语**】颈椎病在临床常见, 多由筋脉不舒、营卫失和所致。临证时, 应辨证、辨病相结合, 随证加减用药, 以提高疗效。临证加减法: 兼脊背恶寒者, 加细辛、制附子、桂枝; 兼阴血亏虚者, 加当归、白芍、鸡血藤; 兼有气滞者, 加香附、砂仁; 兼久病入络者, 加川芎、莪术。

临床上若见肢体麻木、神疲乏力者, 重用黄芪, 加当归、鸡血藤; 若见肢体麻木, 伴畏寒肢冷、少气乏力者, 重用桂枝, 加细辛、附子; 若见肢体疼痛、拘急明显者, 重用白芍, 加木瓜; 若见疼痛严重者, 加姜黄; 若见颈项部拘急者, 加葛根。

(侯岩珂主诊并整理)

案4

王某, 女, 55岁, 已婚。

初诊(2018年10月8日): 主诉颈肩部及背部疼痛1月余, 伴左前臂疼痛。检查报告示: 5/6颈椎间盘突出。口服西药并进行康复锻炼, 乏效。舌质黯红、有瘀点, 苔白, 脉弦。中医诊断为项痹(气滞血瘀证), 治宜活血化瘀、舒筋通络, 方拟血府逐瘀汤加减。

桃仁12g, 红花10g, 丹参25g, 赤芍10g, 当归10g, 生地黄10g, 川芎8g, 枳壳8g, 桔梗10g, 柴胡10g, 香附10g, 郁金10g, 甘草6g, 蜈蚣2条, 全蝎10g。

5剂, 日1剂, 水煎400mL, 早晚饭后分服。

复诊（2018年10月13日）：服药后，颈肩部、背部及左臂疼痛明显减轻。继服上方1个月。

随访疼痛消失，停药后未复发。

【**按语**】项痹表现为颈项部疼痛、活动受限，或者伴有双上肢的放射性疼痛。在临床中，最常见的是气滞血瘀型。颈椎增生阻滞气血，导致气血无法运行于颈肩背部，又兼局部气血亏虚，无力推动血行，导致血液瘀滞。治疗以活血化瘀、舒筋通络为主，给予血府逐瘀汤加减，以理气活血化瘀。方中加用香附、郁金以理气活血止痛，全蝎、蜈蚣、丹参以通络止痛，以上两药可加强血府逐瘀汤的活血化瘀功效。患者服药后疼痛减轻，乃用药切中病机之象，继续应用前方巩固疗效，使气血流通，故诸症皆消。

（王浩主诊并整理）

案5

张某，女，47岁，已婚。

初诊（2019年10月19日）：2年前出现颈项部紧皱、僵硬，麻木不适，常于劳累、受风寒后加重，无灼热感，无头晕，口微干。平素纳少，眠差，入睡困难，多梦易醒，大便溏稀，日3次，小便可。舌淡红，舌苔白厚，脉濡缓。诊断为项痹，证型为脾虚湿盛，气血痹阻，予薏苡仁汤加减。

薏苡仁30g，桂枝10g，当归10g，石菖蒲10g，苍术10g，炙甘草10g，生山药12g，砂仁10g，陈皮10g，炒谷芽10g，炒麦芽10g，云茯苓30g，葛根12g，羌活10g，桑枝20g，木瓜15g，柏子仁15g，酸枣仁60g。

6剂，日1剂，水煎服，早晚饭后分服。

二诊（2019年10月26日）：患者服药后，颈项部麻木减轻，无头晕，睡眠改善，纳可，大便稍稀，舌淡红，苔白稍厚，脉濡缓。上方去柏子仁，改为酸枣仁30g，加半夏10g，白术10g，10剂，水煎服，日1剂。

2个月后随访，颈项部麻木消失。

【按语】方用苍术、薏苡仁、茯苓除湿利痹，合用砂仁温脾止泻，羌活祛除风湿。全方以除湿为主。临床应用本方，以湿痹疼痛、痛有定处、重着、麻木、舌苔白腻为辨证要点。方中可加用萆薢、防己，以加强祛湿利痹之力；可加木瓜舒筋活络、和胃化湿；加酸枣仁养心益肝安神；加炙甘草调和诸药。

（王浩主诊并整理）

案6

赵某，女，70岁。

初诊(2019年1月10日)：主诉项背部冷痛伴活动不利3天。3天前，患者中午睡醒后，突然感到项部肌肉冷痛，自认为是落枕，在家做热敷，效果不明显，逐渐背部也开始疼痛，头不能转侧，二便可，舌苔薄白，脉沉紧。诊断为项痹，属寒湿证。治宜祛风散寒，通络止痛。方拟羌活胜湿汤加减。

羌活12g，藁本9g，防风9g，蔓荆子10g，川芎12g，桂枝10g，葛根30g，当归10g，炙甘草6g。

3剂，日1剂，水煎，分2次服。

复诊（2019年1月13日）：服药后，疼痛明显减轻，头稍能转侧，再给予5剂中药。

5日后随访，患者诸症消失。

【按语】患者之项痹属于寒湿型，经络为寒湿之邪所闭塞，导致局部气血不通，故引起肌肉疼痛，屈伸不利。羌活胜湿汤祛

风胜湿，通利关节，收到良好疗效。

（杨文霞主诊并整理）

（四）漏肩风

赵某，女，55岁，已婚。

初诊（2018年6月4日）：主诉左肩关节疼痛、活动困难1个月，加重半个月，同时伴有关节局部怕冷，以夜间为甚，头晕目眩，腰膝酸软，四肢乏力，二便正常，舌质淡，脉细略弦。曾口服消炎、止痛类药物，效果欠佳。经查体及询问病史，诊断为：漏肩风之肝肾亏虚证；西医诊断：左肩肩周炎。方拟独活寄生汤加减。

羌活10g，桑寄生12g，秦艽12g，防风10g，川芎10g，党参12g，杜仲12g，川牛膝12g，细辛2g，当归10g，茯苓10g，熟地黄10g，生白芍10g，炙甘草6g，鸡血藤20g，桂枝10g。

连服7剂，日1剂，水煎400mL，早晚饭后服用。

复诊（2018年6月11日）：诉疼痛减轻，肩关节活动较前好转，续服上方15剂。

其后临床症状消失，肩关节活动基本恢复正常。嘱患者继续进行功能锻炼。随访2个月未复发。

【按语】漏肩风（肩周炎）是指肩关节周围软组织炎，涵盖较广，包括传统意义上的肩周炎（又称为冻结肩或五十肩）、肩峰撞击症、肩袖损伤、二头肌长头肌腱炎、肩胛部上盂唇前后位损伤（SLAP损伤，又称为肩关节盂唇损伤）等肩关节软组织疾病，这些疾病都可以称为肩周炎。这种肩关节周围剧烈疼痛多由钙化性肩袖肌腱炎诱发，在肌腱组织内部出现钙盐沉积，对肌腱周围刺激较为剧烈，部分患者的关节疼痛难以忍受。

漏肩风好发于50岁左右的中老年人，多因外伤或外感风寒湿之邪诱发。本病以肝肾亏虚、气血不足为本，风寒湿邪外侵为标。治疗用独活寄生汤加减。独活寄生汤具有益肝肾、补气血、祛风除湿、散寒止痛的作用，因病变部位在肩关节，故改独活为羌活，以走上焦；另加鸡血藤，此药具有行血补血、舒筋活络之功效，常用于风湿痹痛、手足麻木、肢体瘫痪等。

（王浩主诊并整理）

（五）腕痛

贺某，男，52岁，干部。

初诊（2015年3月6日）：主诉右腕关节肿痛1年。平素好打羽毛球，有右腕关节轻度扭伤史，疼痛时休时止，晨重夜轻。曾在某西医医院就诊，经化验、拍X线片检查，未见异常。痛重时，即服用止痛药物，平时忍痛度日，甚是痛苦。刻下：右腕关节轻度肿胀，有压痛，舌淡，苔白腻，脉弦滑。此为痰湿阻络所致。治当健脾化湿，通络止痛。予桃红四物汤合二陈汤加减。

桃仁10g，红花10g，桂枝6g，白芍10g，半夏9g，陈皮10g，干姜6g，桑枝10g，茯苓10g，羌活10g，川芎10g，当归10g，炙甘草6g。

3剂，日1剂，水煎400mL，早晚各温服200mL。

二诊（2015年3月9日）：右腕关节肿痛减轻，舌脉同前，上方14剂继用。

三诊（2015年3月26日）：右腕关节肿痛基本消失。

【按语】瘀血化水，久病入络，痰湿互结，缠绵难愈。临证之时，当从湿、瘀两端入手，健脾化湿，通络止痛，可获良效。

（王禹增主诊并整理）

（六）腰痛

案1

唐某，男，50岁，警察。

初诊（2015年7月4日）：主诉腰痛半个月，右下肢疼痛3天。半个月前，吹了一夜空调后，出现腰痛。找人按摩后，腰痛缓解，又出现右下肢疼痛，行"牵引"3天，效不显。医生建议手术，病人拒绝，求治于中医。现腰部有散在压痛，无明确压痛点。直腿抬高试验（+）。MRI检查示：腰椎间盘L4/5轻度突出。舌淡，苔薄白，脉弦。此为风寒内侵、夹湿阻络之证。治当祛风散寒，化湿通络。予羌活胜湿汤合甘姜苓术汤加减。

羌活10g，藁本10g，白芷10g，葛根10g，苍术10g，干姜10g，独活10g，桂枝10g，茯苓10g，炒杜仲15g，川牛膝15g，白芍10g。

7剂，日1剂，水煎400mL，早晚各温服200mL。

二诊（2015年7月11日）：腰膝疼痛明显减轻，上方继用14剂。

【按语】《素问·上古天真论》云："虚邪贼风，避之有时。"夏季天气炎热，暑湿相逼，腠理大开，如贪凉或饮冷，易致风寒湿邪直入经筋，阻遏经络，引发肢体疼痛。治当祛风散寒，化湿通络。

（王禹增主诊并整理）

案2

张某，男，36岁，锅炉维修工。

初诊（2013年3月2日）：主诉腰背疼痛断续发作16年，复发7天。16年来，患者腰背部疼痛每年发作3~4次，曾在本市人民医院就诊，经拍X线片等检查，诊断为腰椎退行性变，腰椎不稳。每次发作服用止痛药后，腰背痛在4天左右可缓解。在缓解期，身体活动稍有不慎，腰背部即有闪腰岔气的感觉，因此患者在生活中总是小心翼翼，很是痛苦。7天前腰背痛于劳作后复发，经服用止痛药，未见明显疗效，并有逐渐加重之势，遂转求中医诊治。查体：腰背部有多个拔火罐压痕，未及明确压痛点，双下肢未见异常。舌质淡，苔薄白。诊其左脉弦细，右脉缓。此由肾阳不足，温煦无权，寒湿阻络所致，诊为腰肌劳损。治当补肾壮腰，祛湿通络，主以金匮肾气丸方加减。

熟地黄20g，炒山药15g，杜仲10g，白术10g，茯苓10g，川牛膝10g，肉桂5g，附子5g（先煎），狗脊10g，泽泻10g。

10剂，日1剂，水煎400mL，早晚各温服200mL。

二诊（2013年3月19日）：病人服上方后无明显效果，并有口干。上方过于温燥，当阴中求阳，方中去熟地黄，加生地黄、白芍各20g，10剂。

三诊（2013年3月30日）：腰背部疼痛基本消失，但晨起时有僵硬感，口干减轻，脉弦细。药已对证，上方继用7剂。

四诊（2013年4月6日）：腰背部疼痛消失，亦未再出现闪腰岔气的感觉，疗效稳定，病人满意，唯晨起时偶有僵硬感，正常活动不受影响，舌质淡，苔薄白，脉缓。遂予独活寄生汤加减，同时嘱患者配合腰背肌功能锻炼，以善其后。

生地黄20g，炒山药15g，杜仲10g，白术10g，茯苓10g，川牛膝10g，桑寄生15g，黄芪30g，党参20g，白芍10g，独活10g，狗脊10g，淫羊藿10g。

10剂，日1剂，水煎400mL，早晚各温服200mL。

【按语】长期的过度腰部运动，是锅炉维修工出现腰肌劳损的重要原因，而寒冷和劳累可促发或加重腰肌劳损。经年累月后，本病可使肌纤维变性，形成疤痕粘连，遗留长期的慢性腰背痛，从西医的角度处理起来相当棘手。中医学认为，腰肌劳损以肾虚为本，以感受外邪、跌仆闪挫为标。本例患者即由肾阳不足，温煦无权，寒湿阻络所致。阳气者，柔则养筋，精则养神，离照当空，阴霾自消。故先用金匮肾气丸方（改成煎剂）补肾壮阳，加牛膝、狗脊祛湿通络，后用独活寄生汤巩固疗效，以善其后，均不离温阳为本、祛邪为标之义。

（王禹增主诊并整理）

案3

袁某，男，50岁。

初诊（2018年7月6日）：主诉腰背部并左下肢放射痛、活动受限加重半年。现病史：患者无明显诱因出现腰背部伴左下肢疼痛、麻木、活动受限，从腰部左侧、臀部、左大腿直至左小腿外侧、足踝部放射样刺痛、剧痛，转侧、屈伸不能，伴抽筋、麻木，由担架抬来就诊。舌苔黄腻，脉弦。腰椎MRI示：L4/5、L5/S1间盘突出并椎管狭窄。中医诊断：腰痛（气滞血瘀证）；西医诊断：腰椎间盘突出症。治法：活血化瘀、清热祛湿。处方：身痛逐瘀汤加减。

苍术10g，黄柏10g，生薏苡仁12g，萆薢10g，木通10g，川牛膝12g，独活8g，车前子9g（包）。

10剂，水煎温服，每日1剂。

复诊（2018年7月15日）：服上方9剂后，舌苔略退，左下肢已略能自动屈伸。上方再加鸡血藤15g，水煎服，15剂，每日1剂。

服15剂后，肢体屈伸较为自如，手持木杖已能自己行走。上方连服40余剂，能弃手杖自己散步，做简单的保健操。行动虽不如常人灵便，但生活自理已无困难。

【按语】腰痛之气滞血瘀证，表现为腰部刺痛，疼痛剧烈而且部位固定，治疗的关键是化瘀、通络。身痛逐瘀汤加味方中，除大量的祛瘀活血药物以外，还有"三妙散"，苍术、黄柏、牛膝，用以清湿热，治疗湿热阻塞经络引起的腰椎间盘突出症所致坐骨神经痛，获佳效。

（侯岩珂主诊并整理）

案4

杨某，男，36岁，办公室文秘。

初诊（2017年8月15日）：主诉腰部酸困3个月余。患者3个月前开始出现周身乏力、腰部酸困等症状，西医诊断为"腰肌劳损"，未予治疗，建议加强腰背肌锻炼、进行理疗等。患者曾外用活血止痛膏及内服非甾体抗炎药，乏效。服用金匮肾气丸基本无效。刻下症：腰背部酸胀困乏，伴周身乏力，畏寒肢冷，自汗，活动后尤甚。纳可，小便数，眠安。形体略肥胖，舌体浮胖、水滑，齿痕明显，舌质淡，舌苔薄白，脉沉细。辨为腰痛之寒湿下注证，治疗当温化寒湿，选用肾着汤加味。

干姜6g，苍术10g，茯苓12g，猪苓15g，桂枝10g，泽泻15g，车前子15g（包），炙甘草6g。

7剂，水煎服，每日1剂。

复诊（2017年8月22日）：患者服用上方7剂后，腰部酸困明显减轻，畏寒肢冷略有好转。继服7剂。

随访诸症痊愈。

【按语】腰部酸困，水湿停留腰部，为肾着汤证。《金匮要略·五脏风寒积聚病脉证并治》："肾着之病，其人身体重，腰中冷，如坐水中，形如水状，反不渴，小便自利，饮食如故，病属下焦，身劳汗出，衣里冷湿，久久得之，腰以下冷痛，腹重如带五千钱，甘草干姜茯苓白术汤主之。"

（侯岩珂主诊并整理）

案5

段某，男，54岁。

初诊（2019年7月18日）： 主诉腰背部疼痛伴右下肢放射痛2年余，加重半个月。患者于2年前无明显诱因出现腰背部疼痛，休息后或热敷后疼痛可缓解。近半个月来，腰背部疼痛较前明显加重，伴右下肢放射痛，行走约200米后步行困难。2018年6月23日本院腰椎MRI示：L4/L5，L5/S1腰椎间盘向后突出，压迫硬膜囊，黄韧带肥厚，椎管有效矢状径变窄。现症见：腰背部疼痛，右下肢放射痛，遇寒后疼痛加重，屈伸不利，痛甚则影响睡眠，畏寒喜温，纳可，大便稀，每日2~3次，小便尚可。舌淡黯，苔白厚，脉沉细。诊断：腰痛（寒湿痹阻证）。处方：

独活12g，桑寄生6g，杜仲6g，牛膝6g，党参12g，当归6g，熟地黄6g，白芍6g，川芎6g，秦艽6g，茯苓6g，细辛3g，防风6g，甘草6g。

7剂，日1剂，水煎400mL，分早晚2次，饭后温服。

二诊（2019年7月25日）： 服药后，腰背部疼痛、右下肢放射痛较前减轻，行走距离较前增加，疼痛已不影响睡眠，但仍大便稀，舌淡黯，苔白厚腻，脉沉细。方中去熟地黄以防滋腻太过，加蜈蚣3g以增强通络止痛之力，加补骨脂6g、肉豆蔻6g以温肾止泻。处方：

独活12g，桑寄生6g，杜仲6g，牛膝6g，党参12g，当归6g，蜈蚣3g，白芍6g，川芎6g，茯苓6g，细辛3g，肉豆蔻6g，防风6g，秦艽6g，甘草6g，补骨脂6g。

7剂，日1剂，分早晚2次，饭后温服。

三诊（2019年8月7日）：服药后，腰背部及右下肢疼痛较前明显减轻，偶有遇寒后加重，但程度较前明显减轻。行走距离较前明显增加。纳可，眠可，二便调，舌淡黯，苔白，脉沉细。方中加桂枝6g、干姜3g以增加温经散寒之力。处方：

独活12g，桑寄生6g，杜仲6g，牛膝6g，党参12g，当归6g，蜈蚣3g，白芍6g，川芎6g，桂枝6g，茯苓6g，细辛3g，防风6g，秦艽6g，甘草6g，补骨脂6g，肉豆蔻6g，干姜3g。

7剂，日1剂，分早晚2次，饭后温服。

1个月后随访，患者未再出现明显疼痛，活动自如，行走无困难。

【按语】本患者以腰背部及右下肢疼痛为主要临床表现，属中医痹病范畴。患者为中年男性，病史已有两年余，疾病久羁不去，累及肝肾，耗伤气血，致寒湿之邪痹阻肌肉筋骨，出现腰腿部疼痛，且遇冷疼痛加重，重着不适，转侧不利，得热痛减，舌淡黯，苔白厚，脉沉细。治疗以祛风寒湿为主，辅以补肝肾、养血气，有祛邪不伤正、扶正不碍邪之义。本病迁延日久，治疗效果较慢，告知患者应配合治疗。

本病治疗以温经散寒、通络止痛为法，方选独活寄生汤加减。方中独活辛散苦燥，善祛骨节之风寒湿邪，止痹痛；桑寄生能补肝肾，壮筋骨，祛风湿，二药共为君药。细辛辛散寒湿，温经止痛；防风胜湿止痛，祛邪外出；秦艽搜筋肉之风湿，通络止痛；杜仲、牛膝补肝肾，强筋骨，助君药以祛风散寒止痛、补肝肾强筋骨，共为臣药。当归、川芎、白芍补血调血；党参、茯苓健脾益气，共为佐药；甘草调和诸药，为使药。

（申鹏主诊并整理）

案6

刘某，男，48岁，已婚。

初诊（2018年7月28日）：主诉左大腿后外侧及小腿外侧剧痛2天。曾在院外服用芬必得、腰痛宁等药物无效，遂来就诊。患者表情痛苦，腰腿无异常，饮食减少，二便如常，舌质略红，舌苔薄黄。实验室检查无异常。中医诊断为腰腿疼，方拟独活寄生汤加味。

独活15g，桑寄生6g，秦艽6g，防风6g，细辛3g，川芎6g，当归6g，生地黄10g，白芍12g，桂枝8g，茯苓6g，生杜仲6g，川牛膝12g，怀牛膝6g，党参6g，炙甘草6g，全蝎4g，土鳖虫4g，木瓜4g。

3剂，水煎服，日1剂，早晚饭后分服。

同时配合康复科的针灸治疗，针刺昆仑、足三里、阳陵泉、委中和环跳穴，重刺激，不留针。

复诊（2018年8月1日）：患者疼痛显著减轻，可忍受。继续治疗。

10天后随访，病人述疼痛基本消失，但大便稀溏。遂予调整处方药量，停止针灸。嘱咐病人再服用中药几天以巩固疗效。

【**按语**】在腰腿痛急性发作期，疼痛常难以忍受，夜间加重，导致患者寝食难安，严重者往往卧床不起，不敢活动。应用本案方剂治疗，关键在于主要药物的剂量较大。其中牛膝逐瘀通经，独活通痹止痛，芳香燥烈，药味特浓；白芍甘草汤有明显缓解肌肉痉挛、疼痛的作用，而且还能抑制独活的芳香燥烈之性，增强了独活的止痛效果。

（王浩主诊并整理）

案7

孙某，女，49岁，已婚。

初诊（2019年3月12日）：患腰椎间盘突出症5年余。患者5年前在腰背部受凉后出现疼痛。近1年来，腰背部疼痛较前明显加重，并有驼背，双下肢放射性疼痛。检查报告示：L5/S1腰椎间盘向后突出，压迫硬膜囊，黄韧带肥厚，椎管有效矢状径变窄，多个椎体骨赘形成。现症见：腰背部疼痛，遇寒后疼痛加重，有后凸畸形，屈伸不利，畏寒喜温，平时易烦躁，血压160/110mmHg，双下肢直腿抬高试验（+），纳可，小便淋沥不尽，舌淡黯，苔白厚，脉沉细。王老师诊断为痛痹之寒湿痹阻证，方拟独活寄生汤加减。

炒白芍10g，当归10g，党参20g，麸炒白术15g，茯苓15g，干姜6g，炙甘草5g，熟地黄10g，杜仲10g，川牛膝6g，独活10g，黄芪30g，绞股蓝15g，淫羊藿12g，槐花6g，清半夏9g，肉桂3g，黄芩9g。

7剂，日1剂，水煎400mL，分早晚两次，饭后温服。

二诊（2019年3月20日）：患者腰背部疼痛减轻，现血压150/90mmHg。继续服用上方7剂。

3周后随访，未出现明显疼痛，腰背部挺直。

【按语】 本案患者以腰背部疼痛为主要临床表现，属中医痹病范畴。患者系中年女性，病史5年余，疾病久羁不去，累及肝肾，耗伤气血，寒湿之邪痹阻肌肉筋骨，出现腰腿部遇冷疼痛加重，重着不适，转侧不利，得热痛减，舌淡黯，苔白，脉沉细，属寒湿痹阻证。

本案处方以温经散寒、通络止痛为法，方选独活寄生汤加减。方中独活辛散苦燥，祛骨节风寒湿邪，止痹痛，为君药。杜仲、牛膝补肝肾，强筋骨，助君药祛风散寒止痛，共为臣药。熟地黄、当归、白芍补血调血；党参、茯苓、白术健脾益气，共为佐药。甘草调和诸药，为使药。辨证准确，选方得当，治疗有效。

（王浩主诊并整理）

案8

陈某，男，35岁。

初诊（2019年5月12日）：主诉腰部冷痛1年余。现腰部冷痛如冰，活动受限，每因天气变化导致疼痛加重。神疲乏力，舌淡，苔薄白，脉沉细无力。西医诊断：腰椎间盘突出症；中医诊断：腰痛（风寒湿痹证）。治法：祛风除湿，温阳散寒。予麻黄附子细辛汤加减。

麻黄12g，黑顺片15g，细辛3g，川乌3g，草乌3g，乳香10g，没药10g，淫羊藿30g，巴戟天15g，盐杜仲15g，炙甘草10g，千年健12g。

7剂，颗粒剂，水冲服，每日1剂，早晚饭后分服。

二诊（2019年5月19日）：症状稍有减轻。继服15剂，随证加减。

【按语】本例患者因劳伤而外感后，损伤阳气，导致寒湿留滞于腰部及下肢经络肌肉，从而发病，以腰部冷痛、神疲乏力、舌淡苔白、脉沉细而无力为审证要点，符合《伤寒论·辨少阴病脉证并治》所说"少阴之为病，脉微细，但欲寐"的特点，故主以麻黄附子细辛汤，以细辛助麻黄解表，全方温经扶阳，通达内外，充分体现了中医学理论对临床的指导价值。

（徐宝庭主诊并整理）

案9

张某，男，49岁，工人。

初诊（2015年5月13日）：1年前腰痛，右下肢胀痛，但能忍受，不能负重，未引起重视。1个月前腰及右下肢疼痛加重，从大腿后面、小腿外侧直至脚跟剧痛。现患者面容痛苦，跛行，右腿胀痛至右踝关节，右足趾麻木、冰凉，时伴有头晕耳鸣，怕冷，舌苔白腻，脉沉细无力。西医诊断：腰椎间盘突出；中医诊断：腰痛，证属肾阳不足，寒湿瘀阻。治宜补肾生精，温阳除湿祛寒，活血化瘀通络，予阳和汤加减。

熟地黄30g，鹿角胶15g，干姜10g，桂枝15g，麻黄12g，炙甘草10g，白芥子10g，制乳香10g，没药10g，砂仁10g，制附子15g。

颗粒剂，10剂，水冲服，日1剂，早晚饭后分服。

复诊（2015年5月23日）：腰腿疼痛减轻，跛行消失，舌苔变薄，脉沉而有力。效不更方，继服上方10剂。

三诊（2015年6月5日）：腰腿痛消失，足趾麻木未发作，余症已除。嘱患者勿过早负重，勿受寒。

【**按语**】腰椎间盘突出症属于中医"腰痛""痹病"范畴，多表现为腰骶、臀部等处疼痛，并伴一侧或两侧下肢胀痛。多因肾精不足，阳气不振，气血亏虚，卫阳不固，风寒湿邪入侵，久则瘀阻络脉，伤其筋骨而致。《素问·脉要精微论》记载："腰者，肾之府，转摇不能，肾将惫矣。"《诸病源候论·腰背病诸候》曰："阳病者，不能俯；阴病者，不能仰；阴阳俱受邪气者，故令腰痛而不能俯仰。"可见肾虚及外邪入侵是腰椎间盘突出症的主要发病机理，肾虚是发病的关键。治宜补肾生精，温阳祛寒，除湿通络。

本案阳和汤加减方中，熟地黄、鹿角胶补肾生精壮骨，制附子、干姜、桂枝、麻黄温阳祛寒除湿，白芥子、乳香、没药辛温理气散结、通络止痛，砂仁、炙甘草醒脾和胃、固护中焦。诸药合用，切中病机，故疗效颇佳。

（徐宝庭主诊并整理）

案10

刘某，男，55岁。

初诊（2017年10月27日）：主诉右侧臀部及右下肢麻木疼痛半个月。患者右侧臀部疼痛，继则扩散到大小腿外侧及足跟部。现症：患者跛行，坐位时须保持右髋关节前屈位，被动活动时疼痛加剧。查体：面色少华，精神倦怠，右侧直腿抬高试验强阳性。舌质淡，苔薄白，脉沉细涩。西医诊断：腰椎间盘突出症伴坐骨神经痛；中医诊断：腰痛，证属肾阳不足，寒凝关节筋肉。治以温阳补肾，散寒通滞，兼以益气。药用：

熟地黄15g，黄芪15g，鹿角胶15g，桂枝10g，姜炭10g，白芥子10g，牛膝20g，制附子15g，甘草3g。

颗粒剂，3剂，每日1剂，水冲服。

复诊（2017年10月30日）：患者微微汗出，疼痛明显缓解。原方再进15剂。

随访诸症消失，行走如常。

【按语】本病例为阳气不足、内寒痹阻之痹病，采用"虚则补之""寒则温之"及"痹宜通"的治疗原则，选用阳和汤补肾温阳，散寒通滞，佐以黄芪补气行血，再加附子、牛膝、桂枝以温通经脉。全方以通、补为治，使肾气充足，命火旺盛，气血得行，寒凝自散，其痹得除。

（徐宝庭主诊并整理）

案11

高某，女，45岁。住院号79382。

初诊（2012年10月9日）：主诉头痛、左下肢麻木无力10天，由轮椅推入诊室。病人近10天出现头痛、左下肢麻木无力，无恶心，无头晕，无呕吐，于10月5日入住我院内科病房。既往有脑梗死、高血压病史及腰椎手术史，测BP150/100mmHg。经内科检查及诊疗，排除脑血管病发作，控制血压后头痛消失，现仅存左下肢麻木无力。其间曾去省级医院会诊一次，检查及诊断情况不详，回来后左下肢麻木无力加重，不能站立行走，出入只能坐轮椅。在内科病房予胞磷胆碱、血塞通等药物静脉滴注，效果不满意，今特来我门诊要求中药治疗。经询问得知，其10年前因腰椎间盘突出症行髓核摘除术，术后恢复满意。查体：见其腰部正中有一个10cm长纵行手术疤痕。左下肢肌力Ⅴ级，肌肉无萎缩，肌张力不高，左膝腱反射（++），巴宾斯基征（-），直腿抬高实验90°（-）。舌红，苔薄白，诊其脉滑数。西医诊断为腰椎管狭窄症。此为肝肾两亏、湿热内蕴所致，治当补益肝肾、清热祛湿，主以独活寄生汤加减。

桑寄生15g，当归6g，白芍10g，川牛膝10g，独活6g，炒杜仲10g，茯苓10g，柴胡10g，僵蚕10g，木瓜10g，薏苡仁20g，炙甘草5g。

7剂，日1剂，水煎400mL，早晚各温服200mL。

二诊（2012年10月16日）：左下肢麻木、无力减轻，可在家人陪伴下扶拐就诊。舌红，苔薄干，脉小弱。药已起效，湿热已去，虚象全出，去除清利湿热药物，增加补益气血之剂，调方如下：

生地黄20g，白芍20g，茯苓20g，白术10g，牛膝10g，杜仲15g，桑寄生15g，麦冬20g，制何首乌15g，独活6g，乌梢蛇10g，柴胡6g，炙甘草3g。

7剂，日1剂，水煎400mL，早晚各温服200mL。

三诊（2012年10月20日）： 左下肢麻木、无力基本消失，可正常行走，今日拟出院。舌质淡红，苔薄白，脉和缓。予上方10剂带药出院以善后。

【按语】 髓核摘除术是现代骨科对腰椎间盘突出症的常规治疗方法，在手术顺利的情况下，虽可迅速解除髓核对神经根的压迫，缓解腰腿疼痛，然而部分患者往往术后继发腰椎不稳、腰椎管狭窄等疾病，遗留下肢麻木、无力、疼痛等症状，接下来需进一步接受椎管减压、椎弓根钉内固定等手术治疗。由于心理、身体、经济等方面的原因，许多病人无法再次接受手术治疗。这些并发症属于中医痹病或痿病的范畴，如能"谨察阴阳所在而调之"，中医治疗往往能收到不亚于西医手术治疗的效果。本案初诊时表现为肝肾两亏，湿热内蕴，遂于独活寄生汤中去肉桂、地黄之流，加柴胡、薏苡仁之属；二诊时湿热已去，虚象全出，故药随证变，及时去除清利湿热的药物，增加补益气血之剂，遂收满意疗效。

（王禹增主诊并整理）

案12

王某，女，72岁。

初诊（2012年12月30日）： 主诉腰部及右下肢疼痛半个月，由家人两侧搀扶来门诊就诊。询知其疼痛在卧床休息时减轻，在起床活动后加重。曾在我市某医院就诊，行MRI检查，诊为腰椎管狭窄症，服用多种止痛药，效果不理想，还引起胃部不适，腹胀嗳气，不能正常饮食。家属提前悄声告知，患者有脑瘤病史，但对患者保密。查体：患者腰弯背曲，面色黧黑，形体消瘦，眼眶深陷。腰背部肌肉瘦削，有广泛叩痛，右小腿肌肉较对侧萎缩，伸膝乏力，站立困难，右膝腱反射（＋），直腿抬高实验70°（－）。舌质淡，苔薄白，脉沉弱。此乃脾肾两虚，脘腹、经筋失却正常温养所致，法当温肾健脾，消痞除胀，通络止痛，主以附子理中汤加减。

制附子10g（先煎），干姜10g，党参20g，白术10g，炙甘草6g，炒杜仲10g，川牛膝15g，补骨脂10g，独活10g，蜈蚣1条，炒麦芽10g。

7剂，日1剂，水煎400mL，早晚各温服200mL。注意预防跌倒。

二诊（2013年1月7日）：病人服上方后无任何效果，并有稍稍加重之势。因病人有脑肿瘤病史，一家人相当紧张，怀疑是否是肿瘤转移所致。然而一周前刚刚进行了查体，未见腰部肿瘤转移征象。在与病人交谈中，我发现虽在冬月，病人却频频用手撩起后衣襟，遂嘱咐道："注意保暖，不要着凉，否则会加重。""不不，"病人反驳说，"我觉得这样舒服。""我不是让你热敷了吗？"我问道。病人说："是的，不过我每次热敷后，都得跑到院子里这样凉凉才行。"我闻此言猛然一惊，此莫非是"寒在皮肤，热在骨髓"乎？随即舍脉从证，宗仲景白虎加桂枝汤法，重新调方如下：

生石膏30g，知母10g，茯苓10g，桂枝10g，炙甘草10g，金银花10g，连翘10g，补骨脂10g，独活10g，川牛膝10g，蜈蚣1条。

7剂，日1剂，水煎400mL，早晚各温服200mL。

三诊（2013年1月14日）：疼痛减轻，已停用止痛药，但出现胃部饱满，嗳气，眠差，舌淡，苔薄白，脉弱。内热已解，胃气渐伤，上方去生石膏30g，知母10g，加半夏10g，陈皮10g，7剂。

四诊（2013年1月22日）：上方有效，疼痛明显减轻，眠好，食纳良好，口唇稍干，舌脉同前。上方加麦冬20g，白芍20g以养阴柔筋，7剂。

五诊（2013年1月30日）：腰腿痛症状基本消失，久坐久立后稍有右臀部不适感，舌淡，苔薄白，脉弱。考虑到病人年高体弱，不宜长期用寒凉之剂，此时当舍证从脉，拟补肾壮腰、益气健脾以善其后，予八珍汤加减。

生地黄10g，熟地黄10g，炒山药15g，杜仲10g，白芍10g，白术10g，茯苓10g，党参20g，川牛膝10g，补骨脂10g，淫羊藿10g，狗脊10g。

10剂，日1剂，水煎400mL，早晚各温服200mL。

【按语】《伤寒论·辨太阳病脉证并治》曰："病人身大热，反欲得近衣者，热在皮肤，寒在骨髓也；身大寒，反不欲近衣者，寒在皮肤，热在骨髓也。"本病例即属后者。白虎加桂枝汤乃《金匮要略·疟病脉证并治》中为"温疟"而设，主治身无寒但热、骨节疼烦、时呕，对壮热汗出、气粗烦躁、关节肿痛、口渴苔黄、脉弦数之热痹，临证之时较易把握应用，然而对本案这种"寒在皮肤，热在骨髓"之类型却不易把握。故临证之时当全面、仔细地采集病史，四诊均当重视，不可偏废，但要勇于取舍，或舍证从脉，或舍脉从证，适时做出正确的判断，方不至于偏执一端，以致误断误辨，戒之戒之！

（王禹增主诊并整理）

案13

段某，男，48岁，干部。

初诊（2013年1月10日）：主诉右下肢疼痛1个月，加重7天。患者曾在某医院就诊，行MRI检查，诊为腰椎间盘突出症，拟行手术治疗。因患者惧怕手术，遂用治疗坐骨神经疼痛的胶囊（日本产）保守治疗。开始1个月效果尚可，而后不知何因病情又逐渐加重。询其每夜12时许，上半身即汗出如洗，需要更换睡衣才能入睡，右下肢疼痛随之逐渐加重，夜间甚于白天，以致难以入眠，每夜须服用"曲马多"两片，方能忍痛入眠，感觉双腿如放水中，以右侧为重。小便黄，大便干。查体：见其左侧卧位在床，面色潮红，头部汗出，痛苦面容，翻身困难。腰部平直，右侧肌群紧张，L4/5棘间隙右侧压痛明显。直腿抬高实验：左侧80°（-），右侧30°（+）。膝腱反射：左侧（++），右侧（++）。右小腿外侧针刺觉减退，皮肤发凉。舌质淡，苔黄腻而稍干，左脉沉数，右脉弦数。MRI检查报告示：腰椎退行性变，L4/5椎间盘突出。西医诊断为腰椎间盘突出症。此乃少阳相火内郁阳明、下劫肾水所致，久而化燥，成上热下寒之证。正虚邪恋已成胶着之势，但温之则助其火，只清之则损其阳。上热下寒之证，法当和解少阳，内泻热结，温肾壮腰，佐以通络止痛，主以大柴胡汤合四逆汤加减。

柴胡20g，黄芩10g，白芍20g，薏苡仁20g，干姜6g，枳壳10g，大枣4枚，生大黄10g，制附子10g（先煎），川牛膝10g，独活10g。

7剂，日1剂，水煎400mL，早晚各分服200mL。嘱患者注意双下肢保暖。

二诊（2013年1月17日）：右下肢疼痛稍有减轻，服中药以来未再服用止痛药，仍诉每夜12时前后疼痛加重，唯出汗减少。大便日行一次，舌质淡，苔黄稍腻，诊其左脉沉数，右脉弦数。药已中的，上方继用7剂。

三诊（2013年1月24日）：右下肢疼痛减轻，右下肢外侧压迫感明显，已能下床活动，出汗增多，舌质淡，苔黄干，诊其左、右脉均数。考虑有阴虚生内热之嫌，上方加生地黄30g，继用7剂。

四诊（2013年1月31日）：以上病证无明显变化，余思量半天，不知何以至此。又与病人进一步交谈，方知病人平素好吃熏猪头肉，得病以来，无心美食，近几日疼痛减轻后，又用美食自我慰劳，以补前亏。余思熏肉本为温热之品，佐料多为温燥之剂，久食多用，则化燥生热，遂将生地黄用量改为20g以养阴，用生石膏30g、黄连6g直折其热，合上药7剂，并嘱患者进清淡饮食。

五诊（2013年2月8日）：疼痛明显减轻，汗出明显减少，双下肢寒凉感消失，已能上半天班。上方继用7剂，嘱患者配合腰背肌功能锻炼。

六诊（2013年2月16日）：疼痛、汗出基本消失，右下肢及臀部仅留少许紧束感，大、小便正常，已能全日上班。直腿抬高实验：左侧80°（-），右侧70°（-）。舌淡嫩，苔薄白，脉缓。热势已挫，上方去生石膏、黄连、生地黄，加炒白术10g，7剂，以巩固疗效。嘱其注意腰背部保暖，不宜久坐，应时常进行腰背肌功能锻炼。

【按语】足少阳之脉下行至环跳，沿大腿外侧、膝关节外缘，行于腓骨前面，直下至腓骨下端，浅出外踝之前，沿足背行，出于足第四趾外侧端窍阴穴。本病例右下肢疼痛恰为足少阳经所过之处。足少阳为甲木而化气于相火，顺则下蛰而温肾水，横则内郁而迫阳明，故少阳之经，最易动火，进而内燥阳明，下劫肾水，终成上热下寒之证，使经筋失养，疼痛不休。若按常法，但温则助其火，只清则损其阳，左右为难，何以建功？国难思良将，疑难想仲景。大柴胡汤可解少阳阳明之急，四逆汤可补肾阳之虚，两方相合，则少阳可疏，阳明可泻，肾阳可温，上下通调，经脉通畅，经筋得养，则痛止筋柔。另外，治疗期间的饮食禁忌、服装穿戴、功能锻炼等也不容忽视，逆之则效不彰。

（王禹增主诊并整理）

案14

黄某，女，55岁。

初诊（2018年8月7日）：主诉左腕、小腿麻木发凉1年。症见：左手腕无力、麻木，左小腿外侧及足跟发凉，大便溏薄，晚上咽干。既往史：两眼底静脉阻塞、出血，黄斑水肿已5年，左眼重。查体：面色黯，舌质红，苔薄白，脉沉细。辅助检查：颈椎、腰椎MRI示间盘突出。中医诊断：痹病（少阴证）；西医诊断：颈椎病，腰椎间盘突出症。治法：温肾健脾，活血通络。处方：附子理中汤合血府逐瘀汤加减。

柴胡10g，当归10g，生地黄10g，桃仁10g，红花10g，枳壳10g，川芎10g，牛膝10g，甘草6g，党参15g，白术15g，干姜12g，制附片9g（先煎），大枣5枚。

10剂，日1剂，水煎服，分早晚2次，饭后温服。

随诊效佳。

【按语】腿发凉，手腕无力、麻木，脉沉细，属少阴证，为四逆汤证；大便溏，属太阴证，为理中汤证；面黯，结合西医检查眼底静脉阻塞，属瘀血证无疑，乃血府逐瘀汤证。本案用附子理中汤温肾健脾，提振机体阳气；阳气充足，可增强血府逐瘀汤的活血作用，两方相辅相成。因病机明了，方证对应，故获佳效。

（侯岩珂主诊并整理）

（七）膝痛

案1

杨某，男，55岁，干部。

初诊（2014年11月5日）：主诉右膝疼痛6个月，近日疼痛加重。患者有肺癌胸腹腔转移病史，开始服用止痛药尚有效，近日出现夜间右膝疼痛逐渐加重，影响睡眠，伴有胸痛咳嗽，咳吐黄痰。患者愿用中药调理。查：形体消瘦，面色黯黑，右膝外观无异常，无压痛，伸屈时有轻度摩擦感。舌淡，苔黄腻，脉沉滑。拍X线片示：膝关节退行性变。此为阳虚水泛、久而化热、阻塞经络之证。治当温肺健脾，清热化痰，通络止痛。予小青龙汤合四妙散合桃红四物汤加减。

薏苡仁30g，桂枝10g，细辛3g，茯苓8g，炙甘草5g，红花10g，炒杜仲15g，威灵仙10g，白芍10g，麻黄6g，干姜6g，延胡索15g，桃仁10g，川牛膝10g，独活10g，苍术15g，当归10g，白芍10g，川芎10g。

7剂，日1剂，水煎400mL，早晚各温服200mL。

二诊（2014年11月12日）：右膝疼痛稍减轻，舌脉同前，上方继用14剂。

三诊（2014年11月26日）：右膝疼痛缓解，夜间可入眠，咳嗽、吐痰减轻。按上方继用14剂。

【按语】这个案例给我们的启示有二：一是对于病人右膝疼痛，不能单着眼于膝关节，应从整体考虑。无论是诊断还是治疗，均应如此。二是痰、瘀、热互结，阻塞经络，气滞血瘀，引发疼痛难眠，治当从温肺、清热、化痰、活血四个方面着手，方可取效。

（王禹增主诊并整理）

案2

门某，男，65岁，退休工人。

初诊（2014年7月5日）：主诉左膝疼痛3个月，近日疼痛逐渐加重。病人有结肠癌术后化疗史，已出现胸腹腔转移，开始服用止痛药尚有效，近日左膝疼痛逐渐加重，夜间难眠，服药乏效。伴有胸痛咳嗽，咳吐白痰。患者愿用中药调理。查体：形体消瘦，面色黧黑，左膝外观无异常，无压痛，伸曲时有轻度摩擦感。舌淡青，苔白滑，脉沉。此为阳虚水泛、阻塞经络之证。治当温肾健脾，通络止痛。予济生肾气汤合小青龙汤合桃红四物汤加减。

生地黄24g，山茱萸12g，山药12g，泽泻8g，牡丹皮8g，五味子6g，桂枝10g，制附子5g（先煎），茯苓8g，炙甘草5g，红花10g，炒杜仲15g，威灵仙10g，麻黄6g，干姜6g，延胡索15g，桃仁10g，川牛膝10g，独活10g，苍术15g，当归10g，炒白芍10g，川芎10g。

7剂，日1剂，水煎400mL，早晚各温服200mL。

二诊（2014年7月12日）：左膝疼痛稍减轻，舌脉同前，上方继用14剂。

三诊（2014年7月26日）：左膝疼痛虽然还存在，但在原来止痛药的配合下，夜间可入眠，咳嗽、吐痰减轻。按上方继用14剂。

【按语】这也是一个痰瘀互结的案例。与以往病例不同的是，本病例伴有明显的脾肾阳虚证，以致水湿上犯，阻塞经络，气滞血瘀，引发疼痛难眠。治当从温阳、化湿、活血三方面着手，方可治疗顽疾。

（王禹增主诊并整理）

案3

黄某，男，35岁。

初诊（2019年6月20日）：主诉右膝肿痛、活动受限加重3天。病因感受寒凉潮湿之气，加之近期劳累而成。数日来，因天气变化剧烈，右膝之痛更剧。舌质淡，苔薄，脉紧。此肌肉、关节风湿之甚者，予桂芍知母汤加细辛、羌活、独活。

桂枝12g，白芍20g，知母12g，炙麻黄9g，制附子6g，白术15g，防风12g，生姜9g，羌活12g，独活15g，细辛3g。

7剂，日1剂，水煎服，分早晚2次，饭后温服。

复诊（2019年6月27日）：服药后，右膝关节肿胀明显减轻。

【按语】桂枝芍药知母汤是《金匮要略·中风历节病脉证并治》为"诸肢节疼痛"而设的治疗风湿偏胜专方，以麻黄、桂枝、防风祛风胜湿、温经散寒；附子温阳定痛；白术与麻黄、桂枝相伍，以除表里之湿；知母、芍药和阴柔筋，且制温药之燥。本案在方中加入细辛、羌活、独活，益彰祛风湿、宣痹定痛之功。

（侯岩珂主诊并整理）

案4

许某，男，51岁。

初诊（2018年6月10日）：主诉两膝关节肿痛2年余。现病史：两膝关节肿痛2年余，左甚于右。初起时关节痛、沉重，3个月后发现关节部位肿胀，屈伸不利。半年后加重，僵硬强直，左膝关节拘挛，腿不能伸直。曾服中药治疗（汤剂，药方未保存），效果不显，病情逐渐加重。西医诊断为"膝关节骨性关节炎"，服药治疗后，疼痛减轻，但左腿仍不能伸直。检查：右膝伸直0°，屈曲90°；左膝伸直-10°，屈曲80°，双膝屈曲活动受限。髌骨研磨征阳性。舌质胖而略黯，边有齿痕，苔白、略厚腻，脉缓无力。中医诊断：痹病（着痹）；西医诊断：膝关节炎。治法：祛湿通络。处方用三仁汤加减。

杏仁10g，白蔻仁10g，生薏苡仁10g，半夏12g，厚朴10g，通草6g，滑石20g，木防己10g，秦艽10g，海风藤10g，鸡血藤15g，乌梢蛇12g。

5剂，水煎服。

复诊（2018年6月15日）：上方服5剂后，关节沉重减轻，自觉活动有轻松感，屈伸亦觉松利。查其左腿仍不能伸直，活动度如前。初诊见功，效不更方，原方再服10剂。

三诊（2018年6月25日）：服药后，左膝关节粗肿渐消，关节伸直有改善。上方去乌梢蛇，连服10剂，每日1剂。

服药后，患者来告关节疼痛已除，活动已自如。查其左腿已基本能伸直。上方5剂研为细末，做成水丸，每服10g，日服3次，以善其后。

【按语】本病属着痹，因湿邪痹阻关节、气血不通而发病。系疾病迁延日久，筋脉失养，渐致拘挛强直而屈伸不利，即经云

"大筋软短""软短为拘"之证。病非一日而起，治疗不可急于求功，故以三仁汤平缓之剂缓缓图之，求其祛邪而不伤正气。方中用杏仁开上焦肺气，以通调水道；白蔻仁辛温芳香，燥湿醒脾；配以半夏、厚朴燥湿行气；薏苡仁健脾且淡渗利湿；配滑石之渗利，使湿邪从小便而祛除；汉防己、秦艽祛湿蠲痹；海风藤、鸡血藤、乌梢蛇通络以达气血。诸药配伍，祛湿通络，使湿从三焦而去，则经络通，气血行而筋得其养而自伸。

（侯岩珂主诊并整理）

案5

刘某，女，48岁。

初诊（2019年9月1日）：病人双膝关节红肿疼痛已有数年之久，下肢活动明显受限，并见小便黄短等症。舌红，苔白腻，脉弦而数。此乃湿热之邪下注，治当清热利湿，选用四妙散加味。

苍术10g，黄柏10g，牛膝10g，羌活8g，独活8g，白术12g，生地黄12g，知母10g，白芍12g，当归12g，炙甘草6g，木通10g，防己15g，木瓜10g。

7剂，水煎服。

二诊（2019年9月8日）：服药7剂后，膝痛减轻，尿已不黄，腻苔已去大半。予原方10剂继服。

随访膝关节疼痛明显缓解。

【按语】感受湿热之邪，或素体阳盛，所感受寒湿之邪入里化热，则形成热痹。《素问·痹论》曰："其热者，阳气多，阴气少，病气胜，阳遭阴，故为痹热。"热为阳邪，其性急迫，侵入人体经络、关节之后，与气血搏结，使筋脉拘急；经络瘀阻而发生剧烈疼痛，痛处红肿灼热，伴有口渴、溲黄、舌红、脉数等症。治则为清热利湿，方用白术、苍术、黄柏、木通、防己以清热利湿；生地黄、知母、白芍清热养阴；羌活、独活祛风胜湿，使邪从表散；当归、牛膝、木瓜活血通经。诸药合用，清热而不碍湿，祛湿而不伤阴，服之使湿热去、经脉通、气血和，而痹证自除。

（侯岩珂主诊并整理）

案6

郑某，女，50岁。

初诊(2019年10月8日)：主诉左膝关节疼痛2年。患者自诉左膝关节疼痛，每遇天气变化则发作，遇冷加剧，得温则减，服用"抗风湿药"后症状可缓解。近期患者因劳累，双膝关节疼痛，左侧剧烈，不能屈伸，即服用止痛药。因胃脘疼痛不能坚持服用，故要求使用中药治疗。触摸其双侧膝关节，皮温不高，未见关节变形。舌质淡，苔薄白，脉沉弦。诊为痛痹。治宜温经散寒止痛，方拟乌头汤加减。处方：

制川乌3g（先煎），炒白芍20g，黄芪30g，川牛膝15g，附子9g（先煎），独活10g。

3剂，水煎服，日1剂，分早晚2次服用。

复诊（2019年10月11日）：3剂后痛减，上方加地龙10g，当归10g，细辛3g，桂枝10g，炙甘草6g。7剂，水煎服，日1剂。随访疼痛消失。

【按语】痛痹为寒邪在人体卫气虚弱时侵入人体而发病。寒邪侵入机体经络，留于关节，导致经脉气血闭阻不通，不通则痛，遇冷加剧，得温则减。乌头汤具有温经散寒、除湿宣痹之功效，故能够治疗痛痹。

（杨文霞主诊并整理）

案7

史某，女，76岁。

初诊（2018年10月30日）：主诉左膝关节游离体清除术后疼痛8个月。患者8个月前，行左膝关节游离体清除术，术后疼痛不适，行走受限，休息后未见缓解，理疗后效果不佳，后经人介绍来诊。既往有头痛病史2年。就诊时左膝关节及背部疼痛，头痛，口干，畏食生冷。X线片示：左膝关节退行性变表现。舌质淡，苔白，脉弦数。中医诊断：痹病（肝肾不足）；西医诊断：左膝关节骨性关节炎。治法：温补肝肾，散寒通滞。处方用当归四逆汤加减。

当归15g，通草15g，细辛3g，桂枝15g，白芍15g，炙甘草10g，茯苓20g，党参15g，附子6g，干姜12g，黄芪30g，炙麻黄6g。

6剂，水煎服。嘱患者避风寒，勿过劳，畅情志。

二诊（2018年11月5日）：服上药，疼痛加剧，自觉口干，头昏。舌质淡，苔薄黄，脉弦数。上方加黄芩12g，知母15g，10剂，水煎服。

三诊（2018年11月15日）：服上药，诸症大减，现受凉后头痛时作，伴四肢及腰部酸困。舌质淡红，苔薄白，脉弦细。上方去茯苓、党参、桂枝、干姜，加羌活20g，防风10g，白术10g，苍术10g，川芎30g，升麻6g，继服30剂。

四诊（2018年12月15日）：服上方后，病情稳定，疼痛全部消失，自述身穿单薄衣服验证，无复发。舌质淡，苔白，脉弦细。

【按语】本案辨证应注意两点：一是患者背痛、头痛，为风寒湿之邪客于背部经脉，经气不畅，血脉凝滞，不通则痛。血藏于肝，经脉不通则肝木不达。二是诸痛遇冷加重，为素体阳气不足，无以温经通脉。如《济生方·痹篇》曰："皆因体虚，腠理空虚，受风寒湿气而成痹也。"

（杨寿涛主诊并整理）

案8

王某，男，65岁。

初诊（2019年8月12日）：双膝疼痛、活动受限加重1个月。患者近期于建筑工地打工，平素畏寒肢冷，手足不温，双膝遇寒凉加重。查体：双膝略呈内翻畸形，屈曲100°，伸直-10°，深蹲起活动受限，关节弹响。X线检查示：双膝骨性关节炎，退行性变。舌淡红，苔薄白，脉弱。中医诊断：痹病（肝肾亏虚证）；西医诊断：膝骨关节炎。治法：补益肝肾、益气养血，散寒除湿。处方用独活寄生汤加减。

独活30g，炒白术20g，桑寄生20g，熟地黄15g，秦艽15g，盐杜仲15g，徐长卿15g，苍术12g，当归12g，茯苓12g，党参12g，炒白芍12g，威灵仙12g，鸡血藤30g，防风6g，川芎6g，细辛3g，肉桂6g，甘草3g。

10剂，日1剂，水煎服，分早晚2次，饭后温服。

复诊（2019年8月22日）：服药后疼痛减轻，不再怕凉，双膝有轻快感。上方继服20剂。

随访诸症缓解。嘱患者重视日常护理和预防，起居有节，饮食有常，避风寒。

【按语】本证以肝肾亏损为本，风寒湿邪为标。"肝主筋""肾主骨生髓"，肝肾亏虚，精髓不足，无以充养筋骨，使病情加重。治当以补益肝肾治其本，同时益胃健脾，调理气血，用独活寄生汤加健脾化湿之品，以收补肝肾、养气血、益气健脾之功。

方中独活、防风、秦艽、细辛、威灵仙、川芎、徐长卿祛风胜湿，散寒止痛；盐杜仲、桑寄生、肉桂补益肝肾；党参、炒白术、茯苓、熟地黄、炒白芍、当归益胃健脾，调理气血。诸药合用，标本兼治，使肝肾得补，筋骨强健，又加用益胃健脾、调理气血之品，使正气盛，卫外固，正所谓"正气存内，邪不可干"，其病自愈。

（侯岩珂主诊并整理）

案9

刘某，男，65岁。

初诊（2019年8月13日）： 主诉双膝关节疼痛3年余。开始时，走路或上楼时膝盖作响，后来逐步出现膝盖疼痛。现症见：双膝关节肿痛、僵屈，屈伸活动受限，上下楼困难，下楼时膝关节发软无力，易摔倒，蹲起时疼痛，严重时跛行。怕冷，时有喘息。舌黯淡，苔苍白、略腻，脉沉细、略涩。中医诊断：痹病（风寒湿痹证）；西医诊断：双膝骨关节炎。治以散寒解凝，温通经脉，活血行气。方用阳和汤加味。

熟地黄30g，制附子15g，鹿角胶10g，白芥子10g，肉桂3g，炮姜6g，甘草3g，蜈蚣2条，水蛭3g。

颗粒剂，14剂，日1剂，早晚饭后1小时分服。

二诊（2019年8月27日）： 双膝关节疼痛稍事缓解，喘息略平，舌苔薄白，脉涩。自诉仅感双膝隐痛，行走疼痛减轻，上楼较轻便。上方继用。

三诊（2019年9月7日）：双膝冷痛显著改善，喘息亦缓，诊其舌淡，苔薄白略滑，脉细涩稍沉。病情较前稳定，处方用阳和汤加味。

熟地黄30g，甘草6g，麻黄12g，白芥子10g，肉桂4g，炮姜9g，鸡血藤60g，鹿角胶10g。

颗粒剂，日1剂。

服药1个月，诸症平复。

【按语】本案患者素体肾阳偏衰，阴血不足，寒湿凝滞，病证为肾阳虚不纳气，阳气不振，痰瘀闭阻于筋骨、血脉所致。故局部关节及全身可见一系列虚寒表现。《外科症论全集》说："夫色之不明而散漫者，乃气血两虚也；患之不痛而平塌者，毒痰凝结也。"方中重用熟地黄滋补阴血，填精益髓；少佐麻黄宣通经络，与诸药合用，可以开腠理，散寒结，引阳气由里达表，通行周身；甘草生用，解毒而调和诸药。纵观全方，温肾壮阳，养血补肾，化瘀活血，益精气，扶阳气，治其本；化痰活血，通经活络，治其标。《成方便读》说："夫痛疽流注之属于阴寒者，人皆知用温散之法，然痰凝血滞之证，若正气充足者，自可畅行无阻，所谓邪之所凑，其气必虚，故其所虚之处即受邪之处。"治之之法，非麻黄不能开腠理，非肉桂、炮姜不能解其寒凝。此三味药，虽酷暑不可缺一也。腠理一开，寒凝一解，气血畅行。本案辨证精准，方药对证，故多年沉疴，霍然而愈。

（徐宝庭主诊并整理）

（八）踝痛

连某，男，55岁，干部。

初诊（2014年7月8日）：因双踝关节疼痛3年就诊。病人近

3年来双踝关节疼痛、肿胀，曾到多家医院就诊，化验检查并拍X线片，未见明显阳性体征。服用非甾体类药物及止痛药，当时稍有效果，过后即疼痛如初。刻下：双踝关节疼痛、肿胀，伴有纳差，便溏。形体肥胖，面白，舌淡胖嫩，苔白腻，脉沉滑。此乃脾虚不运，水湿内停，瘀血阻络之证。治当益气健脾，通络止痛。予参苓白术散加减。

党参20g，炒白术10g，扁豆10g，陈皮10g，炙甘草6g，桔梗10g，红花10g，薏苡仁15g，川牛膝10g，独活10g，砂仁10g，苍术15g，茯苓10g，白芍10g，川芎10g，干姜6g。

14剂，日1剂，水煎400mL，早晚各温服200mL。

二诊（2014年7月22日）：双踝关节疼痛、肿胀减轻，大便逐渐成形，舌脉同前。上方继用14剂。

三诊（2014年8月3日）：双踝关节疼痛、肿胀基本消失，予参苓白术丸以巩固疗效。

【**按语**】仲景有"血不利则为水"的理论，其实水不利也可为血；脾虚不运，水湿内停，阻碍经络，也可血瘀。二者相互影响，使关节疼痛经久不愈。

（王禹增主诊并整理）

下篇　医论医话

谈谈备化汤

王禹增

备化汤（木瓜、茯苓、牛膝、炮附子、干地黄、覆盆子、生姜、甘草）出自宋代陈无择《三因极一病证方论》，是按照太阴湿土司天、太阳寒水在泉的运气特点而为丑、未之年设立的一张名方。余虽从医三十余年，但作为一名骨科医生，对此方了解甚少。自2014年投师安徽中医药大学教授、龙砂医学流派代表性传承人顾植山老师门下，有幸侍诊于恩师左右，得恩师言传身教，才有初窥门径之感。

顾老师讲，运气方的运用并不局限在内科，各科疾病均可使用。笔者从事骨科临床工作，遂于乙未年将备化汤试用于骨科诸病证，并遵照老师的要求，在运用名方，特别是在初次使用时，尽量按原方使用，少做或不做加减，这样可更好地观察临床疗效。

中医学家方药中先生曾指出，五运六气学说"是中医理论的基础和渊源"[1]。古代医家多结合运气学说来诠释和治疗疾病，虽"造成一些医家按图索骥、滥讲运气的流弊"[2]，但不能因噎废食，全盘否定运气学说的重要理论价值和实践价值。

清代龙砂医家缪问认为："丑未之岁，阴专其令，阳气退避，民病腹胀胕肿，痞逆拘急，其为寒湿合邪可知。夫寒则太阳之气不行，湿则太阴之气不运。"故对此类疾病，宜用备化汤治疗。

备化汤方中，"君以附子大热之品，通行上下，逐湿祛寒。但阴极则阳为所抑，湿中之火亦能逼血上行，佐以地黄，凉沸腾之势，并以制辛烈之雄。茯苓、覆盆，一渗一敛；牛膝、木瓜，通利关节。加辛温之生姜，兼疏地黄之腻膈；甘温之甘草，并缓附子之妨阴。谓非有制之师耶？"[3]

2015年适逢乙未之年，笔者所居德州之地，春雨早至，天气湿冷，患关节疼痛不利、筋脉拘急之人较多，正合"阴专其令""寒湿合邪"之象。顾植山老师认为，临床见湿、寒为病，症见关节疼痛、拘挛，筋脉痿弱，腰痛，以及痹病宿疾之症状加重，浮肿，脘胀，胸胁不舒，畏寒，伴见舌淡苔薄、脉沉濡等象者，均可选用该方[4]。

《素问·至真要大论》指出，"时有常位，而气无必也"。顾植山老师认为，把五运六气看作六十干支的简单周期循环，仅据天干、地支就去推算某年某时的气候和疾病，这样的机械推算显然是不科学的，是违背《黄帝内经》运气学说精神的。基于运气病机理论，运用运气方，必须做到"因时制宜、随常达变"，唯此方能圆机活法，适用临床[5]。

余自从跟师以后，学着使用运气思维，讲求天人合一，见病更见人，大胆使用备化汤，收效完全出乎预料之外。

参考文献

［1］方药中，许家松.黄帝内经素问运气七篇讲解［M］.北京：人民卫生出版社，1984：2.

［2］顾植山.疫病钩沉［M］.北京：中国医药科技出版社，2015：4.

［3］王象礼.陈无择医学全书［M］.北京：中国中医药出

版社，2005：239.

[4]陶国水，顾植山.2015乙未年一之气运气方推荐[N].中国中医药报，2015-04-01（005）.

[5]陶国水.因时识宜 随机达变——顾植山五运六气临证学术思想管窥[N].中国中医药报，2016-04-18（004）.

备化汤治疗疑难病验案探析

王禹增

备化汤出自《三因极一病证方论》，原文为"治丑未之岁，太阴湿土司天，太阳寒水在泉，病者关节不利，筋脉拘急，身重痿弱，或温疠盛行，远近咸若，或胸腹满闷，甚则浮肿，寒疟，血溢，腰椎痛"。经过国家中医药管理局"龙砂医学流派传承工作室"的龙砂医学代表性传承人顾植山老师的示教和推广，本方的临床疗效再次得到证实，除用来治疗"病者关节不利，筋脉拘急"等病证外，对于其他疑难病也多有疗效。本文拟对近五年来备化汤治疗头晕、水肿、阵发性室上性心动过速、耳鸣、湿疹等疾病的验案进行探析，以期为该方的进一步临床应用及研究提供依据。

1.头晕

头晕是一种非特异性症状。引起头晕的疾病众多，涉及前庭系统疾病、神经系统病变、心血管疾病、精神疾病以及药物副作用等[1]。临床多是对症治疗，疗效普遍不佳，采用西药长期治疗的不良反应较多[2]。

1.1临床应用

秦福生于2015年7月10日接诊一位女患者，54岁，长期头晕、乏力10年,加重1个月,血压150/90mmHg。治疗予备化汤加味:宣木瓜15g,川牛膝15g,云茯苓15g,大熟地黄15g,覆盆子10g,制附片10g(先煎),炙甘草10g,明天麻30g,水煎服,日1剂。14剂后,头晕减轻大半,其余诸症均减,血压120/80mmHg。[3]

1.2案例分析

该患者于7月10日初诊,已属"三之气"时段。考虑2015年为乙未年,中运乙金,木气相对旺盛。"三之气"的客气太角,木气更盛,故仍可按"二之气"用药,加用较大量的天麻而获良效。

2.水肿

水肿是指体内水液潴留、泛滥肌肤,以头面、眼睑、四肢、腹背甚至全身浮肿为临床特征的一类病证。

2.1临床应用

秦福生于2015年7月用备化汤合五苓散治疗一位全身水肿、乏力20余年,加重1个月的63岁女患者,见舌质青紫、边有齿痕,苔黄厚腻,脉沉濡。患者自述服药2剂,尿量增多,水肿渐消;服完7剂,肿消大半,面部及上肢已无浮肿,双下肢尚有轻度凹陷性水肿,胸闷、困倦、乏力等症状均明显减轻。[3]

2.2病案分析

本病例患多年水肿病,在乙未年全身水肿较往年明显加重,困倦乏力,再据舌脉,符合寒湿证特点,故用备化汤合用五苓散,收到较好的临床效果。

3.阵发性室上性心动过速

阵发性室上性心动过速是指起源于心房或房室交界区的心动

过速。本病可发生于任何年龄，容易反复发作，多见于无器质性心脏病。心动过速突发突止，轻者感心慌胸闷，重者可因血流动力学障碍而出现头昏，甚至意识丧失等严重并发症。

3.1临床应用

杨宗善于2015年8月3日接诊一位81岁女性，发作性心悸、气短已5年，近一年来发作频繁，一周来发作2~3次，舌红少苔。予备化汤合参麦饮加味，共服21剂，心悸、气短未再发作。[4]

3.2病案分析

本病例年高体弱，舌红少苔，犯病时脉细数，显然证属气阴亏虚；乙未年运气为金运不及，寒湿盛，火气馁，故用备化汤祛寒利湿，加入生脉饮益气养阴而取效。

4.耳鸣

耳鸣是一种主观感觉，是指在无外界声源刺激的情况下，耳内有主观上的声音感觉，为一类症状而非一种疾病。关于耳鸣的治疗，首先应该进行病因治疗。但临床上大部分耳鸣无法确定病因，只能进行对症治疗。一些全身性疾病，如贫血、脑供血不足、高血压、冠心病、糖尿病等，均可引起耳鸣，发病机制十分复杂。

4.1临床应用

杨宗善于2015年9月8日接诊一位66岁男性患者，有高血压病史6年，耳鸣月余，脉弦，舌苔薄白。初用杞菊地黄汤加味以滋阴清肝，连进7剂，头昏、头晕减轻，耳鸣无变化；改用备化汤加味7剂，耳鸣基本消失[4]。赵作伟于2015年8月6日接诊一位70岁女患者，患耳鸣3年，近3个月加重，且体胖，舌质黯，苔灰白、水滑，脉滑利。用备化汤加味，5剂后头清醒了很多，病愈大半。原方又进5剂而愈。[5]

4.2病案分析

7月下旬以后为长夏。本病乃寒湿合邪，上犯清阳而致耳鸣，治用备化汤加味，祛风除湿散寒而获效，临床应用备化汤的着眼点不只在于"湿寒合邪"的病因，更在于以寒湿为特征的病证。

5.湿疹

湿疹是一种以皮肤破损、瘙痒、糜烂性渗出等为特点的过敏性皮肤疾病。有研究认为本病的发病机制为湿热内蕴，阴伤血瘀[6][7]，在治疗中常遵循滋阴透热、活血解毒的方法[8]。

5.1临床应用

周阳阳等反其道而行之，于2015年5月8日接诊患者韩某，女，32岁，患手足湿疹2~3年，经期小腹微寒，有血块，大便黏滞，予备化汤合桂枝茯苓丸方加减。患者服药24剂，手足湿疹痊愈。[9]

5.2病案分析

患者手足湿疹，大便黏滞，可见证属寒湿并存，故选用备化汤祛寒除湿；患者经期小腹微寒，有血块，此血寒积结胞门，故合用桂枝茯苓丸方以活血化瘀而愈。

6.反流性食管炎

反流性食管炎是消化系统的常见疾病之一，由多种因素导致上消化道运动障碍，胃、十二指肠内容物反流入食管，引起食管黏膜损伤，造成胃灼热、泛酸、胸骨后不适等症状，多数由酸反流引起，少数由碱反流引起。临床上多应用抗酸药、胃肠促动药和黏膜保护药等进行治疗，但部分患者疗效差。

6.1临床应用

陶国水2015年6月11日接诊患者葛某，男，40岁，有反流性食管炎病史，因"胸骨后疼痛伴进食后噎堵、脘胀3~4年，加重1年"就诊，用备化汤7剂后诸症大减；又合左金丸加减，连进21剂后，胃脘部不适加重，泛酸反增；又去"左金丸"之黄连、吴茱萸，继续服用，未再出现不适，14剂后诸症平稳，泛酸消失。[10]

6.2病案分析

患者初服备化汤疗效显著，诸症大减，因泛酸而加入"左金丸"后，反致泛酸加重。顾植山教授强调，运气方的组方应遵药物之四气五味，"以所利而行之，调其气，使其平也"，故一贯主张尽量用原方。

7.卵巢早衰

卵巢早衰是指月经初潮年龄在正常范围的育龄期女性，于40岁以前即出现高促性腺激素和低雌激素水平状态的疾病。临床可见月经周期紊乱甚至闭经、不孕，可伴焦虑、潮热盗汗等类围绝经期综合征的症状。本病发病具有低龄化倾向，且发病率呈逐渐上升趋势。目前西医疗法以补充激素为主，虽然服药后即可月经来潮，但并不解决根本问题，停药后将再次出现月经紊乱等症状，且对潮热盗汗、焦虑等症状改善效果不明显。

7.1临床应用

徐慧军等于2013年6月13日接诊患者辛某，女，40岁，月经后期5~6年，苔薄白，脉沉细。辅助检查：当日查血性激素：FSH：96.26mIU/mL，LH：31.20mIU/mL，E_2：13.67pg/mL。患者自2013年6月起，每月口服激素进行治疗，症状未见明显改善。2015年4月23日二诊时，病情同前，乃服用备化汤35剂，月经按期而至，其他不适症状也相继改善。[11]

7.2病案分析

《脉经·平杂病脉》载"沉为水、为实""阴邪来，见沉细"，说明沉细脉亦可主湿、主寒。本例患者脉沉细，故判断其为寒湿合邪。由气候而至脉证，太阴湿土特征明显，故处方以备化汤治疗。

8.胸痹

胸痹表现为胸部痞塞不通，病因有饮食不节、劳倦内伤、年老体虚、情志失调以及寒邪入侵等，其中寒凝是主要的发病因素[12]。在临床上，常规的西医治疗方法治疗效果较差。

8.1临床应用

李越等在2015年7月20日接诊患者张某，女，73岁，胸闷痛发作20年余，胸闷如窒，晨流清涕，胃脘不适，舌质黯，苔白，脉弦紧。予备化汤加味14剂后，胸闷减轻，无流涕，胃脘不适改善。[13]

8.2病案分析

《金匮要略·胸痹心痛短气病脉证治》开篇就提出了胸痹的病机为阳微阴弦。乙未年的运气特点为寒湿太过，本病因外感寒邪而发，外邪引动内邪，上冲胸间，致胸阳痹阻。用备化汤祛寒除湿，正合其治。

9.手足皲裂

手足皲裂是指由各种原因引起的手足部皮肤干燥和裂纹，伴有疼痛，严重者可影响日常生活和工作。气候干燥、寒冷季节时间较长的地方是手足皲裂发生率较高的地区。

9.1临床应用

王禹增于2015年11月11日接诊患者刘某，男，45岁，干部，足跟处皲裂、疼痛、出血近10年，小腿湿冷，一年四季须在室内穿棉拖鞋。查看其双足跟处皲裂，裂口周围皮肤粗糙、增厚、发硬，裂口深处渗血，舌淡青，苔白滑，脉沉弱。予备化汤原方10剂后，局部疼痛、怕冷、皲裂明显缓解。[14]

9.2 病案分析

本例患者既有疼痛，又有皲裂。若按以前的临证思维，当使用滋润之剂。自从跟师顾老以后，用运气思维，讲究天人合一，针对患者寒湿合邪之证，使用备化汤，收效满意。

10. 问题与展望

五运六气学说"是中医理论的基础和渊源"，古代医家多结合运气学说来诠释和治疗疾病。清代龙砂医家缪问认为："丑未之岁，阴专其令，阳气退避，民病腹胀胕肿，痞逆拘急，其为寒湿合邪可知。夫寒则太阳之气不行，湿则太阴之气不运。"故对此类疾病，宜用备化汤。备化汤"君以附子大热之品，通行上下，逐湿祛寒。但阴极则阳为所抑，湿中之火亦能逼血上行，佐以地黄凉沸腾之势，并以制辛烈之雄。茯苓、覆盆，一渗一敛；牛膝、木瓜，通利关节。加辛温之生姜，兼疏地黄之腻膈；甘温之甘草，并缓附子之妨阴"。

《素问·至真要大论》云："时有常位，而气无必也。"六气"非其位则邪，当其位则正"，辨治疾病"不以数推，以象之谓也"（《素问·五运行大论》）。备化汤虽是为丑、未之年而设的运气方，但是在应用时不可局限于年份。凡寒湿病证，即使不在丑、未之岁，只要寒湿症状比较明显，就可应用此方[9]。运用之时，勿忘于运气，也勿拘于运气。

对于己亥岁末泛滥于武汉、蔓延至全国的新型冠状病毒肺炎，也是一样，"或温疠盛行，远近咸若，或胸腹满闷，甚则浮肿，寒疟，血溢，腰椎痛"，这种病证只要符合湿寒为病的特点，也一样可以应用备化汤来治疗。

本方的应用，多以使用原方为主。也有一些案例，根据六气及兼证的不同，对原方或稍做加减，或与其他方剂合用，亦同样收获良效。

目前备化汤主要应用于临床个案。针对这一现状，今后对备化汤的研究应首先进行临床观察，然后再开展大样本、多中心、随机、盲法设计的前瞻性研究，在此基础上结合现代科学的发展，开展基础实验方面的研究，深化备化汤治疗病证的药理机制研究，为备化汤的临床应用提供更高级别的证据。龙砂医学流派代表性传承人顾植山说的好："对被淹没的传统文化进行发掘就是创新，对被后人曲解了的中医药文化理论重新解读、修正现行的错误模式就是创新，而且是首要的、更重要的创新。"

参考文献

［1］Navi BB，Kamel H，Shah MP，et al．Rate and predictors of serious neurologic causes of dizziness in the emergency department［J］．Mayo Clin Proc，2012，87（11）：1080-1088．

［2］易永杜．清脑醒神汤联合倍他司汀治疗周围性眩晕的临床疗效及其安全性［J］．临床合理用药杂志，2020，13（12）：21-22．

［3］秦福生．乙未年备化汤验案二则［N］．中国中医药报，2015-08-13（004）．

［4］杨宗善．乙未年应用备化汤治验及体会［N］．中国中医药报，2015-11-12（004）．

［5］赵作伟．乙未年用备化汤治顽固性耳鸣［N］．中国中医

药报，2015-09-10（004）.

　　[6]苏化，杨川，胡一梅，等.基于"阴毒—毒损络脉—玄府"论阴证湿疹病机［J］.中医杂志，2017，58（17）：1516-1517.

　　[7]郑胜，孙丽蕴.湿疹在中医经典古籍中的病因病机及辨证论治阐释［J］.中国中西医结合皮肤性病学杂志，2018，17（06）：551-554.

　　[8]吴坤杰.健脾除湿方结合麻黄洗剂外用治疗慢性湿疹临床研究［J］.亚太传统医药，2019，15（08）：141-143.

　　[9]周阳阳，王兴臣.备化汤验案举要［J］.湖南中医杂志，2017，33（02）：87-88.

　　[10]陶国水.乙未年用备化汤验案举隅［N］.中国中医药报，2015-08-27（004）.

　　[11]徐慧军.乙未年用备化汤治卵巢早衰［N］.中国中医药报，2015-08-06（004）.

　　[12]冯瑞雪，张紫微，张再康.李士懋"溯本求源、平脉辨证"学术观点初探［J］.中医杂志，2017，58（17）：1450-1452.

　　[13]李越，庞敏.乙未年运气方临床应用探讨［J］.中华中医药学刊，2017，35（08）：2135-2138.

　　[14]王禹增，顾植山.备化汤治疗足病五则［J］.山东中医杂志，2017，36（03）：247-248.

腰椎小关节紊乱症诊疗浅谈

王禹增

　　腰椎小关节紊乱症亦称腰椎小关节错缝，是指急性腰椎后关节滑膜嵌顿。多由于轻度的急性腰扭伤导致关节突扭动，使滑膜嵌插入关节内,造成脊椎活动受限和剧烈疼痛[1]。腰椎小关节紊乱是一种常见疾病,多发生于中老年人群。其基本中医病机为素体气血不足、肝肾亏虚,在感受外邪或/和外力损伤后,导致关节错缝、气血瘀滞,表现为腰部剧痛、筋骨不能正常活动的状态。

一、诊断标准

1.有屈伸旋腰的扭伤史,或久坐、久蹲后突然站立后的损伤史;

2.腰部剧烈疼痛,活动受限,保持腰椎前屈位时可缓解疼痛,后伸时疼痛加重;

3.腰部肌肉痉挛,脊突旁小关节部位深压痛;

4.直腿抬高试验阴性,下肢感觉、肌力及神经反射正常;

5.X线摄片检查基本正常[2]。

二、鉴别诊断

根据病史、症状和体征,诊断不困难,但应与以下疾病相鉴别:

1.腰椎间盘突出症:本病最易与腰椎小关节紊乱症混淆,临证之时应仔细甄别。①腰椎间盘突出症以男性发病为多,而腰椎小关节紊乱症则女性多发;②腰椎间盘突出症之发病是急、慢性均有,而腰椎小关节紊乱症是急性发病比较多,一般多有腰部扭伤史;③腰椎间盘突出症一般有明确的坐骨神经放射痛症状;④腰椎间盘突出症有较为明显的神经损伤的阳性体征,如下肢的痛觉、位置觉、温度觉及感觉障碍等;⑤腰椎间盘突出症在影像学检查上,突出的椎间盘显示比较明显,且与神经定位平面一致。[3]

2.急性腰肌扭伤，慢性腰肌劳损，棘上、棘间韧带炎，第三腰椎横突综合征：这组疾病均具有其特征性的压痛点，临床上查体时稍加注意即能区分。

3.妇科疾病和泌尿系疾病：两者也能引起腰痛，前者多与月经周期有关；后者多伴有明显的泌尿系症状。

4.骨质疏松、骨关节结核、骨肿瘤：骨质疏松患者多伴有驼背，背部散在压痛；骨关节结核患者常见消瘦、低热等症状；骨肿瘤患者多有恶病质，夜间疼痛重。

三、治疗方法

本病目前主要的中医治疗手法如下。

1. 挟脊振筋手法

2. 点穴舒筋手法

3. 腰椎斜扳复位法

4. 分合按提手法

5. 定点旋推法

6. 自身牵引法[4]

在以上治疗手法中，以腰椎斜扳复位法最为简便实用，易于掌握。如应用得当，能立刻纠正紊乱，缓解疼痛。

四、腰椎斜扳复位法

1. 操作方法

在诊台前，即先用两手的拇指点压病人的双侧合谷穴。等病人的疼痛稍缓解后，将其领到检查治疗床上，先取俯卧位，点压委中穴，再用按摩等手法全面放松病人的腰部。等完全放松后，令患者转为侧卧位，先面朝医师，痛侧在上，弯腰弓背屈曲，健侧腿在下伸直，患侧腿在上屈曲，患侧的上肢外旋后伸，医生用一手抵住患者肩前部往后推，另一手扳住患者臀部往前拉，像拧麻花一样，将腰被动转至最大限度后，两手同时轻轻用力，快速向相反方向扳动，此时常能听到清脆的"咔嚓"声。相反方向再扳一次。然后让病人俯卧，再给腰部放松一遍，试着让病人下地，如能正常行走，手法复位即告成功。

2. 注意事项

腰椎斜扳复位法简便易行，为防意外发生，提高其安全性，在临证之时请注意以下几个方面。

（1）明确诊断。正确的诊断是手法成功的第一要诀，因此必须详细询问病史，结合体格检查和影像学资料，做出明确的诊断。

（2）完全放松。准备过程一定要充分，运用语言和手法让患者在精神和肉体上完全放松。这样不仅可提高手法复位的成功率，也可避免意外损伤。

（3）巧用寸劲。使用手法切忌粗莽、暴力，在旋转斜扳到最大角度时，瞬间快速抖动双臂，巧用寸劲，以知为度。同时在扳动过程不可盲目地、片面地、过分地追求关节响声。

（4）严格禁忌证。患有严重心脑血管疾患、骨质疏松症者慎用扳法；骨关节结核、骨肿瘤患者禁用扳法。[5]

3. 扳后用药

"血不利则为水"，病人经手法复位后，小关节的瘀血及水肿并不能即刻消除，尚需配合应用化瘀消肿止痛类中药（如身痛逐瘀汤等），才可获得全面的疗效。这里应注意：中医瘀血概念的外延远远大于现代医学的血淤或血栓。在临床上，为了消除疼痛和肿胀，应用现代药物无可厚非，但应切记，西医的脱水剂代替不了中医的化湿药；西医的抗凝剂也代替不了中医的活血药。[6]

五、康复与预防

腰椎小关节紊乱症所造成的剧烈疼痛和脊椎活动障碍让病人非常痛苦，复位后预防复发很重要，主要从以下三个方面来预防：

1. 药物预防

腰椎小关节紊乱的发生多见于气血亏虚和肝肾两虚的病人，药物预防主要应用黄芪桂枝五物汤和独活寄生汤，补益气血和补益肝肾。

黄芪桂枝五物汤是仲景在《金匮要略》中用来治疗血痹的一张名方。应用时应抓住辨证之主线，参考西医学关于疾病的病因病理，使辨症、辨证、辨病三者结合，才能最大限度地发挥经方的功效，使其更适用于疾病的诊治。经方新用不仅是对经方的继承，也是对经方运用的创新，这才是经方应用经久不衰的关键之处。[7]

《备急千金要方》记载，独活寄生汤能祛风湿，止痹痛，补肝肾，益气血，主治肝肾两亏，气血不足，风寒湿邪外侵，腰膝冷痛，酸重无力，屈伸不利，或麻木偏枯，冷痹日久不愈等。

在使用中药时，应注意四诊合参，特别不能忽视脉诊。《素问·脉要精微论》说："长则气治，短则气病，数则烦心，大则病进，上盛则气高，下盛则气胀，代则气衰，细则气少，涩则心痛。"这说明可从不同的脉象上判断病变的性质，从而帮助我们诊断疾病、鉴别疾病、指导用药。[8]

2. 生活习惯预防

生活中不要弯腰取物，应养成下蹲取物的习惯；坐位时不要跷二郎腿，因为跷二郎腿时骨盆是斜的、脊柱是弯的，会加重腰椎的劳损。

3. 体育预防

平时应加强腰背肌和腹肌的功能锻炼，增强腰椎的稳定性。

总之，腰椎小关节紊乱症是一种常见疾病，发病时腰部剧烈疼痛，脊椎活动严重受限。在明确诊断后，手法复位是首选的治疗方法，只要应用得当，能立刻纠正紊乱，缓解疼痛。在治疗手法中，以腰椎斜扳复位法最为简便实用，易于掌握。使用手法过后，注意配合应用中药，能取得更好的疗效。患者平素应注意从药物、生活习惯和体育锻炼等方面进行预防，可减少或避免再次发作。

参考文献

[1]孙树椿，赵文海.中医骨伤科学［M］.北京：中国中医药出版社，2005：337.

[2]国家中医药管理局.中医病证诊断疗效标准［M］.南京：南京大学出版社，1994：201.

[3]陆统.浅谈腰椎间盘突出症与腰椎关节滑膜嵌顿症的临床鉴别分析［J］.中外医疗，2012，31（16）：30-31.

[4]陈文，赵继荣，邓强，等.中医手法治疗腰椎小关节紊乱的研究进展［J］.中国民族民间医药，2015，24（07）：33-35.

[5]吉登军，刘鲲鹏，顾非，等.腰椎扳法临床运用述评

[J].江苏中医药，2015，47（12）：61-62.

[6]王禹增."血不利则为水"的学术思想在骨科的应用[J].中医药通报，2014，13（02）：14-15.

[7]仝小林，周强，刘文科，等.经方新用的思索[J].中医杂志，2011，52（11）：901-903.

[8]王禹增，侯岩珂，李明明，等.脉诊在判断骨科疾病性质中的应用[J].亚太传统医药，2015，11（01）：88-90.

脉诊在判断骨科疾病性质中的应用

王禹增

《素问·阴阳应象大论》说："善诊者，察色按脉，先别阴阳……观权衡规矩，而知病所主；按尺寸、观浮沉滑涩，而知病所生。以治无过，以诊则不失矣。"[1]这是强调医生在临床诊察疾病时，首先要运用四诊，特别是脉诊，分析疾病的阴阳属性，判断疾病的病位、性质和邪正盛衰。这些是辨证论治的基本原则，更是正确诊治疾病、获得最佳疗效的基础。疾病的表现尽管有时比较复杂，但疾病的性质无外乎寒证与热证。

《素问·脉要精微论》又说："长则气治，短则气病，数则烦心，大则病进，上盛则气高，下盛则气胀，代则气衰，细则气少，涩则心痛……"这说明可以从不同的脉象上判断病变的性质，从而帮助我们诊断疾病、鉴别疾病、指导用药。

作为一名骨科医生，不仅要学习手术、掌握手法，还应充分认识到脉诊在中医诊断中所起到的非常重要的作用[2]，通过"读经典，跟名师，做临床"，掌握基本的脉诊方法，才能更好地服务于患者。

参考文献

［1］王庆其.内经选读［M］.北京：中国中医药出版社，2003：51.

［2］刘忠一，王惠君.论中医学习应重视并践行脉诊［J］.吉林中医，2012，32（7）：656-657.

大柴胡汤在骨科的应用

王禹增

大柴胡汤是重要的柴胡剂之一，在《伤寒论》中用于治疗少阳阳明合病，证见往来寒热，胸胁苦满，呕不止，郁郁微烦，心下痞硬，或心下满痛，大便不解或协热下利，舌苔黄，脉弦数有力者（相当于现代医学的急性胰腺炎、急性胆囊炎、胆石症、胃及十二指肠溃疡等证属少阳阳明合病者[1]。在临床实践中，如果辨证准确，加减得当，也可以用来治疗骨科的疑难杂症。

大柴胡汤是古代治疗宿食之病的专方，有止痛、除胀、通便、降逆和清热的功效，适用于治疗上腹部以按之满痛为特征的疾病。笔者之所以将其用于骨科疾病的治疗，是基于对大柴胡汤组方特点的再认识。

大柴胡汤有柴胡、白芍、黄芩、大黄、枳壳、半夏、生姜、大枣八味药组成，一般认为是小柴胡汤和大承气汤的合方[2]，既可疏利肝胆之气滞，又可荡涤肠胃之积热[3]。而笔者认为，本方是四逆散、半夏泻心汤和小承气汤的合方，具有疏肝解郁、祛湿健脾、寒热平调、解毒消瘀的功效，可用于肝郁脾虚、水湿留滞所致的具有寒热错杂特征的肌肉、关节的疼痛、肿胀。应用本方时，以痰湿体质、大便干、舌红、苔黄腻、脉弦或滑或数为要点。

正如仝小林教授所说：经方新用不仅是对经方的继承，也是对经方运用的创新。应用时抓住辨证之主线，参考西医学关于疾病的病因病理，使辨症、辨证、辨病三者结合，能最大限度地发挥经方功效，使其更适于疾病的治疗，才是经方应用经久不衰的关键之处。[4]

参考文献

[1] 张宸，周强.仝小林教授运用大柴胡汤经验 [J].世界中西医结合杂志，2013，8（3）：221-223.

[2] 童明德.大柴胡汤方剂的药性分析以及临床应用 [J].当代医学，2011，17（9）：156.

[3] 周强，赵锡艳，逄冰，等.仝小林教授运用大柴胡汤验案解析 [J].现代中西医结合杂志，2013，22（13）：1397-1398.

[4] 仝小林，周强，刘文科，等.经方新用的思索 [J].中医杂志，2011，52（11）：901-903.

当归四逆汤治疗寒厥
侯岩珂

手足厥寒，脉细欲绝者，当归四逆汤主之。（351）

当归四逆汤方：

当归三两，桂枝三两，芍药三两，细辛三两，甘草二两（炙），通草二两，大枣二十五枚

上七味，以水八升，煮取三升，去滓，温服一升，日三服。

《伤寒论》这一条文论述了当归四逆汤治疗血虚寒厥的方证。

手足寒厥的症状，如果伴见脉微欲绝，属于阳虚，用通脉四

逆汤、通脉四逆汤加葱白治疗都可以，因为微为阳微，微脉主阳气微；如果伴见细脉，细脉主血虚、阴虚，"细脉萦萦血气衰"，与微脉主阳虚不一样，脉细欲绝者，像摸一根细线，甚至就像摸蜘蛛丝，所以当归四逆汤证的手足寒厥属于血虚。其病机是已有血虚，同时感受风寒之邪，即经脉血虚受寒，阴阳气不相顺接，而出现寒厥，故叫血虚寒厥。

血虚寒厥证由"当归四逆汤主之"。四逆汤主手足厥逆；本方的方名冠以当归，是与四逆汤相区别。本方不但以附子扶阳，而且用当归补血。"脉细欲绝者，当归四逆汤主之"，就把关键的问题点出来了——脉细、手足寒厥用当归四逆汤治疗。实际上，这个方子是桂枝汤去生姜，加上当归、细辛、通草组成的，一共七味药。

"细脉萦萦血气衰，诸虚劳损七情乖。"肝脉血虚而受寒，寒滞肝脉，所以必须加桂枝、细辛、通草通阳以散寒，与当归、芍药相配，还有调和营卫、调和气血的作用。当归合芍药以补血，也体现了桂枝汤加当归的意思。当归辛温而润，是补血药，本方用当归可补血通脉。细辛味辛，入肾，体细柔，故凡风气、寒气依于精血津液、便溺涕唾而为患者，均可用之，能祛散依附津液之邪，另外细辛可祛寒止疼，治骨节疼，开痹气。本证见脉细欲绝，所以用细辛祛寒邪，同时又恐细辛伤血，所以大枣用二十五枚，以补津液、补脾胃，佐细辛使无流弊。

当归四逆汤治疗的手足厥寒、脉细欲绝之病，被现代医学称为雷诺病，女性多见，表现为手指特别凉，颜色变青，有的甚至变为紫色，病人感觉特别难受，到了夏天还带手套。这个病不好治，使用当归四逆汤是有效的，至少能减轻症状。此外，还有冻疮病，表现为身体暴露部位的皮肤出现紫色发青，痒而溃破，使用当归四逆汤的疗效就很好，可以一面口服本方汤剂，一面将药渣趁热敷在患处。

当归四逆汤也可以治疗妇女月经期感受风寒的病证，还能治疗痹病，即血虚有寒的关节疼痛甚至全身疼痛，效果肯定。当归四逆汤还可用于治疗头痛，因为足厥阴肝经和督脉会于巅顶，所以血虚有寒也会引起头疼，甚至连着眼眶都疼，伴有脉弦而细，舌质淡。

下部受寒与肝脉有关。女子下腹部疼痛，男子下腹部疼痛或疝气牵扯睾丸的，均可用此方。它既能补血，又能温通经络。

复元活血汤在骨折早期的临床应用

申鹏

复元活血汤源自李东垣，主要治疗"跌打损伤，恶血留于胁下，痛不可忍"者，享有"伤科第一方"之美誉。现在临床上多用于治疗各种软组织挫伤、肋间神经痛、肋骨炎等证属气滞血瘀者。现将复元活血汤在骨折早期的临床应用总结于下。

1.复元活血汤的组方原则

复元活血汤见于李东垣《医学发明·中风同堕坠论》，原方为柴胡15g，瓜蒌根（即天花粉）9g，酒大黄30g，桃仁15g，红花6g，当归9g，甘草6g，炮山甲6g，治从高处坠下，恶血留于胁下，疼痛不可忍者，具有活血祛瘀、疏肝通络之功。张秉成《成方便读·理血之剂》曰："夫跌打损伤一证，必有瘀血积于两胁间，以肝为藏血之脏，其经行于两胁，故无论何经之伤，治疗皆不离于肝……去者去，生者生，痛自舒而元自复矣。"秦伯未《中医临证备要·胁痛》曰："胁痛如刺，痛处不移，按之更剧，脉涩，多由跌仆殴斗所伤，致瘀积胁下，痛处皮肤青紫有伤痕，宜逐瘀为主，用复元活血汤。"

本方证的病因是高处坠落伤或一切外伤，辨证属血瘀气滞者，治疗当以活血祛瘀、行气疏肝、通络止痛为法。张秉成分析此方曰："此方以柴胡专入肝胆，宣气道，行郁结。酒浸大黄，使其性不致直下，随柴胡之出表入里，以成搜剔之功。当归能行血中之气，使血各归其经。甲片可逐络中之瘀，使血各从其散。血瘀之处，必有伏阳，故以花粉清之。痛盛之时，气脉必急，故以甘草缓之。桃仁之破瘀，红花之活血……"诸药配合，重在攻瘀行气，使瘀去新生，痛自舒，元气复，故名"复元活血汤"。

随证加减法：若气滞甚，加青皮、木香、香附以助行气，消肿止痛；若瘀痛重，配合服用三七粉，或云南白药，或酌加乳香、没药，以协助化瘀止痛；若瘀阻化热，大便干结，可加芒硝以通便泻热；若热扰心神，夜寝不安，可加丹参、首乌藤以宁心安神；若合并血胸者，加乳香9g，没药9g，血竭6g；若咳痰者，加桔梗9g，陈皮9g；若呼吸不畅者，加浙贝母6g，沉香6g。[1]

2.中医对骨折的认识及分期论治理论

中医学认为，骨折可由两方面原因造成：一方面由于机体遭受金创、跌仆、高处坠落等外在损伤，身体局部的皮肉、筋骨受到损害，气血、经络、脏腑功能紊乱，发为骨折；一方面由于机体本身内在气血、经络、脏腑的功能失调，抗邪能力降低，引起骨关节的病变。由于外力作用于人休，发生了骨断、筋伤，必然会累及气血津液，且以引起气血病变为主，兼见津液运行障碍。气血津液为脏腑功能正常运行提供物质来源，故人体内在气血津液病变时，反过来亦会累及脏腑功能。正如《血证论·卷二》所云："气为血之帅，血随之而运行；血为气之守，气得之而静谧。"气血的正常运行以经络为通道，经络内连脏腑，外络肢节，能濡养全身的皮肉、筋骨。因此，局部皮肉、筋骨的损害亦会引起气血、脏腑、经络的功能失调，从而导致骨伤后的一系列症状。[2]

中医学根据骨折不同时期的病理特点，将骨折分为三期[3]，以便更好地辨证论治。早期活血化瘀，以祛邪为主；中期活血化瘀、接骨，祛邪兼扶正；后期壮骨、补肝益肾，以扶正为主。

骨折早期（受伤后1～2周），相当于西医学的炎症期，或血肿机化的第一阶段。在骨折早期，疼痛明显，本着急时治标的原则，中医治疗在此时期以祛邪为主。骨折导致经络受损，气滞血瘀，不通则痛；又因局部出血，外溢于肌肤，出现肿胀。此时肿、痛明显。"瘀血不去，新血不生"的原则，强调了活血化瘀在本期治疗中的重要性。正如清代陈士铎在《辨证录·接骨门》中所指出："内治之法，必须以活血去瘀为先。血不活则瘀不能去，瘀不去则骨不能接也。"明代刘宗厚《玉机檄义》云："先逐瘀血，通经络，和血而止痛，气血流通，则可复也。"这些论述均阐明了骨折早期治气血的重要性，所以这一阶段活血化瘀、祛瘀生新乃重中之重。

骨折中期（伤后3～6周），相当于原始骨痂形成期。早期治疗后，肿胀、瘀血渐散，疼痛渐缓，损伤之筋骨渐续，组织始修。《景岳全书·新方八阵》云："凡病兼虚者，补而和之；兼滞者，行而和之。"此期肿虽已消散，但瘀血尚存，气血未和，经络未通，故治以调和气血、活血化瘀，加之和营生新、接骨续筋。

骨折后期（伤后7周及以后），相当于骨痂改造塑形期。骨折断端已接，脱位关节已复，皆因损伤日久，气血不足，肝肾亏虚，筋脉失养，导致肌肉萎缩，肢体乏力。治疗上以益气养血，滋补肝肾为主，方能健骨壮筋，恢复损伤。《正体类要·陆序》云："肢体损于外，则气血伤于内，营卫有所不贯，脏腑由之不和。"

因此，骨折早期治疗当以"通"为主，痛则不通，通则气血调和。

3.复元活血汤在骨折早期的应用原理

3.1中医研究方面

《圣济总录·伤折恶血不散》曰："若因伤折，内动经络，血行之道不通，瘀结不散，则为肿为痛。"骨折早期筋伤骨断，经络受损，故致血不循经，而溢于脉外；又因血脉瘀滞，气血不畅，血道不通，则水湿津液停滞，故而外渗，多余的津液聚于肌肤腠理间，继而肢体肿胀[4]。其病机为气滞血瘀，脉络不通，出现气滞血壅而肿、痛等症状[5]。肿、痛也是患者骨折后就诊时的主要症状。

综上所述，在骨折早期，局部瘀结所致肢体的肿胀、疼痛，是对复元活血汤"跌打损伤，恶血留于胁下，痛不可忍"的完美阐释。

3.2现代医学研究方面

现代医学研究认为，复元活血汤一能抗炎、镇痛，二能促进骨折愈合，故在治疗骨折中有举足轻重的作用。

3.2.1抗炎、镇痛作用

现代医学认为，复元活血汤中的单味药亦有抗炎、镇痛作用。柴胡中的有效成分为柴胡皂苷、挥发油等，柴胡皂苷对炎症过程炎症渗出、毛细血管通透性、炎症介质释放、白细胞游走、结缔组织增生等均有影响；柴胡挥发油被证实具有良好的解热作用，大剂量应用时与阿司匹林作用相当[6]。大黄抑制炎性水肿、增加毛细血管通透性、减轻炎细胞浸润，使得炎性介质的吸收加速，减轻对神经末梢的刺激。当归能扩张毛细血管、减少血液循环阻力、降低血浆黏度、改善血液流变性；当归所含挥发油，能抑制前列腺素合成，抑制中枢神经系统，从而起到镇痛作用。桃仁、红花共用，抑制血小板聚集、增加纤溶、抑制血栓形成，从而有改善血液循环障碍的作用。天花粉中的天花粉蛋白具有免疫原性，肌注后可刺激机体产生特异性抗体，对免疫系统有抑制、增强双重作用。穿山甲可降低血液黏稠度，延长凝血时间，疏通血流、减轻肿胀。甘草中的甘草酸胺对皮下肉芽囊性炎症的渗出期、增生期均产生影响，其抗炎强度与可的松相当。

复元活血汤中的多种药物具有抗炎、镇痛作用，因此，本方对于骨折早期缓解局部肿胀、减轻疼痛等有确切疗效。[7]

3.2.2 促进骨折愈合的作用

骨折愈合即骨折断端组织的修复过程，涉及多种细胞和细胞因子的协同作用。现代医学研究证实，骨折愈合实质上是骨细胞再生，局部的骨生长因子调控着骨折愈合的全部过程，也影响骨折愈合的质量、时间。[8]

中药对骨折愈合的作用，主要通过抗血小板凝聚、抗血栓形成，改善局部组织血液内环境，改善血液循环障碍，提高骨折断端的局部血液供应，加快软组织损伤的修复及水肿的吸收，从而促进早期骨折愈合。代表药物如红花、桃仁、丹参等。王轩等研究发现，红花不仅能显著提高大鼠骨折断端局部BMP-2的表达水平，增加骨痂厚度，还能提高锌、铜等微量元素在血清中的含量，从而进一步促进骨折愈合；并认为活血化瘀法是促进早期四肢骨折愈合的有效治疗方法[9]。赵晓莲等研究发现，红花中铜、锌含量明显高于其他药材，可增加家兔对锌、铜元素的吸收，并通过其活血化瘀作用，增加血清及邻近组织中锌、铜元素参与修复反应，从而明显促进骨折的愈合。[10]

李引刚等应用复元活血汤对大鼠骨折模型干预，结果发现复元活血汤能提高早期实验性骨折愈合动物模型骨折断端局部VEGF表达水平，增加骨折断端局部骨痂厚度[11]。于波等观察复元活血汤对家兔骨折早期局部血管内皮增长因子的影响，发现骨折早期，复元活血汤促进VEGF表达增强，说明复元活血汤可通过促进VEGF表达，促进血管再生与重建，从而参与骨折愈合的修复。[12]

综上所述，骨折早期，即炎症反应期，主要病理变化是骨折端血肿形成，炎性细胞的浸润，骨折端的血肿大小直接影响来自软组织新生血管形成及完成机化的时间[13]。复元活血汤通过活血化瘀、疏通经络，缓解患者的肿、痛症状；通过抗炎、镇痛，促进骨折的愈合，故骨折早期应用复元活血汤，疗效显著。

4.复元活血汤在骨伤科的其他应用

4.1治疗骨折复位术后非感染性发热

对于四肢的严重骨折，手术切开复位是恢复骨折断端解剖、促进骨折早期愈合的常用方法。临床上，患者术后除局部肿胀之外，常伴有发热。根据临床观察，此种发热多发生在各种术式治疗后1~4天，一般为中度发热（38℃左右），极少出现低热或者高热。相关化验结果均在正常范围内，伤口未见红肿、渗液等感染症状，临床称之为非感染性发热。现代医学认为，非感染性发热主要是由于组织受损，或术中手术影响，致术后切口周围组织渗血、渗液，机体对渗出的物质进行吸收，产生吸收热。中医认为，患者骨折时软组织严重受损，血液溢于脉外，加之手术造成的经络损伤，离经之血，郁而化热，其证属瘀血内停，治疗以活血祛瘀为纲。[14]

4.2 防治下肢深静脉血栓形成

下肢深静脉血栓是骨伤科下肢骨折围手术期常见并发症之一，若防治不当，轻则影响肢体功能，重则血栓脱落形成肺栓塞，严重威胁患者生命安全。中医学虽无"下肢深静脉血栓"一词，但"脉痹""股肿"等疾病的临床表现和下肢深静脉血栓的临床表现极为相似。隋代巢元方《诸病源候论·风病诸候》说："脉痹，则血凝不流。""其着脚，若置不治……变作肿。"清代唐容川《血证论》说："……瘀血流注，四肢疼痛肿胀。""有瘀血肿痛者，宜消瘀血……瘀血消散，则痛肿自除。"综上所述，传统医学认为下肢深静脉血栓的病机为血瘀，且提出了各种活血化瘀、疏通经络之法，以保证脉道通畅，气血运行正常。[15]

4.3 治疗软组织挫伤、颈椎病等

软组织损伤、颈椎病等属于中医"痹病"范畴，疾病本质不离气血。肢体损于外，气血伤于内，血溢脉外，气滞血瘀，经络不通，气伤痛，形伤肿。气为血之帅，气行则血行，故活血化瘀、疏通经络可使气血顺畅，症状改善。[16]

在临床中，对于骨伤科常见的跌仆损伤所致肿痛、瘀紫等症状，口服消炎镇痛药物可改善症状，但维持作用的时间短，胃肠副作用大，而中医经典方剂复元活血汤能够消肿止痛、活血化瘀，起效快，疗效持久，副作用少。该方通过加减化裁，应用范围极广，可应用于各种损伤[17]，包括术后下肢深静脉血栓的预防，术后非感染性发热的治疗等。

5.病案举例

于某，男，54岁，农民，主诉：高处跌落致右胸前区疼痛8日。现症：右侧胸前区疼痛，疼痛评分4分，影响睡眠，自服止痛药。纳可，二便调。舌黯红，苔薄黄，脉沉细涩。查体：中等身材，微胖，呼吸表浅，无发绀，无反常呼吸。患者深呼吸时右胸前区疼痛加重，胸廓挤压试验（+），右侧腋前线第6肋周围叩击痛，可触及骨擦感。CT示：右侧第5、6、7肋骨骨质中断，肋膈角消失，右肺下叶见新月形高密度影。既往史：既往体健，否认高血压、糖尿病等慢性病病史。中医诊断：骨折（气滞血瘀证）；西医诊断：右侧第5、6、7肋骨多发骨折并少量血胸。治法：活血化瘀，行气通络。治疗上给予胸带外固定，方拟复元活血汤加减。处方：柴胡15g，天花粉9g，酒大黄30g，当归9g，桃仁15g，红花9g，甘草6g，炮穿山甲6g，乳香9g，没药9g，三七粉6g（冲服）。7剂，水煎服，日1剂。服药一周复诊，右侧胸前区疼痛较前明显缓解，暂停口服止痛药后疼痛评分2分，嘱其继续守方内服，以巩固疗效。一周后复诊，右胸前区疼痛完全消失。复查CT显示：右肺下叶高密度影消失。

本患者以复元活血汤为主方治疗，又因存在少量血胸，故加乳香、没药、三七粉以祛瘀生肌，做到止血不留瘀。由于辨证精准，故疗效显著。

6.讨论

骨折是骨伤科临床的常见病之一，病机多为气滞血瘀，表现为患处肿胀，疼痛。现代医学认为，创伤所致肿胀是由于毛细血管破裂出血及血管壁通透性增加，血管内血液外渗于组织间隙所致；而疼痛则是由于创伤性血肿或类血管血液外渗于组织间隙，组织内压增高、缓激肽升高等引起。[18]

复元活血汤活血祛瘀、疏肝通络，最初由李东垣用于治疗胁肋瘀肿疼痛，经过历代医家的临床实践，按照辨证论治、异病同治的中医诊疗原则，应用于各种骨折，尤其是早期骨折，对促进骨折愈合、缓解骨折处的肿胀疼痛具有良好作用。此外，颈椎病、骨折复位术后的发热、各种软组织损伤等骨科疾病，以及下肢深静脉血栓的预防，运用复元活血汤治疗均取得良好的疗效。[19]

参考文献

［1］邱聪.复元活血汤加减在肋骨骨折早期治疗中的疗效观察［D］.湖北中医药大学，2019.

［2］季顺欣.基于古代文献的中医骨伤诊疗理论研究［D］.辽宁中医药大学，2016.

［3］汪福武，汪子栋.骨折中医正骨辨证论治［J］.中国中医药现代远程教育，2016，14（20）：41-44.

［4］刘斌，杨军，肖四旺.中医药对骨折早期肿胀研究的新进展［J］.中医药导报，2008，14（8）：126-128.

［5］陈斌.神农消肿定痛散治疗软组织损伤100例［J］.现代中医药，2001，21（2）：23.

［6］郑胜.加味复元活血汤促进胫腓骨骨折后软组织损伤修复的临床研究［D］.青岛大学，2016.

［7］祖丽红，王继文.复元活血汤的抗炎镇痛作用的实验研究［J］.中医正骨，2003，15（9）：17-18.

［8］毕锴.中医骨折分期治疗对骨折愈合bFGF、TGF-β、VEGF、BMP-2基因表达影响的实验研究［D］.中国中医科学院，

2013.

[9] 王轩.桃仁、木香、黄芪分别与红花配伍对大鼠早期桡骨骨折愈合过程中BMP-2表达的影响 [J].中华中医药杂志，2011，10（6）：1423-1425.

[10] 赵晓莲.红花对家兔实验性骨折愈合中锌铜含量的影响 [J].黑龙江医药科学，2004，27（2）：43.

[11] 李引刚，武辉，刘艳平，等.复元活血汤对早期实验性骨折愈合中VEGF、BMP-2表达的影响 [J].陕西中医，2009，30（6）：754-755.

[12] 于波，张秀杰，谢进.复元活血汤对骨折早期内皮生长细胞因子活性的影响 [J].时珍闻医国药，2011，22（1）：36-38.

[13] 温建民，徐颖鹏，孙永生，等.中医骨折分期治疗对骨折愈合作用的X线与组织学研究.中国骨伤，2006，10（19）：604-607.

[14] 李晕，陈龙全.复元活血汤在治疗四肢骨折中的应用研究 [J].亚太传统医药，2014，10（21）：115-116.

[15] 刘彪.复元活血汤加减预防骨折术后DVT形成的实验研究.[D].河南中医学院，2015.

[16] 刘庆紫.复元活血汤治疗胸部软组织损伤106例报告 [J].影像研究与医学应用，2018，2(5)：237-238.

[17] 王贝贝.复元活血汤加味治疗胫腓骨骨折初期临床疗效观察 [D].山东中医药大学，2016.

[18] 赵柞塂.中药治疗急性软组织损伤98例小结 [J].中医正骨，2002，14（8）：47.

[19] 徐冰，郑军，汤伟忠.复元活血汤在骨折中的临床应用研究进展 [J].中医导报，2016，22(20)：81-83.

"气机升降"升降散

李明明

明代龚廷贤《万病回春》所载的"内府仙方"，主治"肿项、大头病、蛤蟆瘟病"。明代张凤逵《伤暑全书》（第一部暑病专著），将"内府仙方"列为治暑良方。清代陈良佐在该方原方的基础上，将主治范围拓展为"三十六般热疫"。杨栗山在《伤寒瘟疫条辨》一书中，将其更名为"升降散"，作为治疗瘟疫十五方之首。所以，升降散本为瘟疫而专设，但其临床应用早已超出了瘟疫的范围。

有诸多报道，升降散在临床用于各科疾病。如呼吸系统的哮喘、外感发热、咽喉炎；消化系统的肠易激综合征、呃逆、便秘。此外，原发性高血压、失眠、头痛、三叉神经痛、皮肤瘙痒症和低热等疾病，均可使用。

升降散的药物组成：白僵蚕（五斤，黄酒拌炒），净蝉蜕（二斤半），嫩姜黄（十二两），川大黄（十斤）。上四味，各自为末，共合一处，和匀。每服一钱八分二厘五毫，用生蜜、冷黄酒各五钱调服。

服后须忌口半日，不可吃烟，亦不可吃饭食、饮茶酒等物，不过半日痊愈。若不忌口，药不效矣。然此药宜空心服，若饱食后服之，亦不见效。愈后禁忌：饱食、荤酒、气恼、房事。

升降散愈病的机理就在于升降二字。方中僵蚕为君，味辛气薄，苦燥恶湿，得天地清化之气，轻浮而升阳中之阳；蝉蜕为臣，味咸且甘，质轻则升；姜黄为佐，大寒苦平，理血中之气而行气破瘀；大黄为使，味苦而大寒，深入血分而泻火。

僵蚕、蝉蜕皆升浮之品，旨在升阳中之清阳；姜黄、大黄皆降泄之品，既走气分，又行血分，旨在降阴中之浊阴。病机要点为火热内郁或痰湿阻滞，气机升降失常。该方宣通并用，升清降浊，调畅气机。

升降散主治温病所致"表里三焦大热，其证不可名状者……如内烧作渴，上吐下泻，身不发热者；如憎寒壮热，一身骨节酸痛，饮水无度者；如四肢厥冷，身凉如冰，而气喷如火，烦躁不宁者；如身热如火，烦渴引饮，头面猝肿，其大如斗者；如咽喉肿痛，痰涎壅盛，滴水不能下咽者；如遍身红肿，发块如瘤者；如斑疹杂出，有似丹毒风疮者；如胸高胁起胀痛……外证不同，受邪则一。凡未曾服过他药者，无论十日、半月、一月，但服此散，无不辄效。"

病案分析：卢某，女，30岁，2018年7月15日初诊。患者自述便秘多年，多次服用润肠通便药，仍效果不佳。平素易烦躁，经量少，乳房胀痛。舌质红，苔白腻，脉弦细而数。方用升降散加减：酒大黄10g，净蝉衣6g，炙僵蚕10g，广姜黄6g，广郁金10g。7剂，水煎，每天1剂，分早晚两次温服。

2018年7月25日复诊：大便通畅，乳房胀痛较前有所减轻，舌光红，苔白，脉弦数。效不更方，随证加减，上方去大黄，加乌贼骨10g，茜草6g。7剂，水煎服。半个月后追访，患者言服药14剂，诸症消失。

讨论：六腑"以通为用，以降为顺"，大肠为六腑之一，患者便秘多年，浊阴不降，污浊蓄积，郁滞于内，气机不畅，气机受阻，不通则痛，因致乳房胀痛；气机不畅，肝失疏泄，则致烦躁易怒、月经量少。舌脉均为佐证。本案中患者大便干、烦躁、舌红、脉弦数均为气郁之象。百病生于气，气有余便是火。《丹溪心法·六郁》云："郁者，结聚而不得发越也。当升者不得升，当降者不得降，当变化者不得变化也，传化失常。"所以方选升降散，蝉蜕、僵蚕之药，意在解郁散热；姜黄行气散郁；大黄攻下逐秽，推陈致新，入血分，清下瘀热；方中加郁金，疏肝行气解郁，用于治疗乳房胀痛。全方配伍，行气解郁，升清降浊，故诸症皆消。

升降散为人体气机变化而设，只要气机失调，无论寒热虚实，均可用其调理脏腑气机，恢复阴阳气血平衡。升降理论作为中医学的重要理论，对指导临床辨证具有确实意义，必须结合八纲辨证及六经辨证等多种辨证方法，观其脉证，知犯何逆，随证治之，才能充分发挥气机升降理论的作用。

经方中的粳米

李明明

在《伤寒论》和《金匮要略》中，用粳米的方剂有7首，分别是白虎汤、白虎加人参汤、白虎加桂枝汤、附子粳米汤、桃花汤、竹叶石膏汤、麦门冬汤。

桃花汤中的粳米用量最大，为一升，与赤石脂、干姜同煮，米熟后去滓，服用时再放入少许赤石脂末，治疗下利不止便脓血者。赤石脂是矿物药，能涩肠止泻；干姜温中祛寒，擅长治疗虚寒腹泻。那么，粳米作何用呢？据文献记载，粳米在此方中的功效可能有二：第一是止泻。《名医别录》谓粳米"益气，止烦，止泄"。《普济方》有方用粳米二合研粉，入水二盏研汁，和淡竹沥一合，顿服，治霍乱吐泻、烦渴欲绝。民间也有用炒焦的粳米煮汤治腹泻的。第二是粳米益气。粳米粥能迅速升高血糖，益气就是给机体提供充足的热能。《本草思辨录》说："粳米平调五脏，补益中气，有时委顿乏力，一饭之后，便舒适异常，真有人参不逮者，可以想其功能矣。"过去闹饥荒，当人饿昏时，最好的办法是灌以米汤，就是这个道理。桃花汤主治久利脓血，体力必定委顿，用大量粳米入药，犹如一碗糜粥，顿时让人气力陡增，利于康复。

白虎汤、白虎加人参汤均是除烦止渴方。知母、石膏本是清热除烦止渴药，为何还配上粳米？通常认为粳米和胃气，但细细想来，如此解释有点虚泛。粳米本身能止烦渴，此说可见《名医别录》。从临床看，当大汗后体力下降时，人多口干舌燥、烦躁不安，此时必须补充能量，米汤是不错的选择。另外，粳米与矿物药同用，可能有利于矿物药的吸收。近代名医张锡纯先生经常用生石膏和粳米等份熬粥，治外感发热。但是再一想，风引汤里也有大量的矿物药，为何不用粳米？是否与风引汤主治的疾病多为内有积热，患者也无吐泻大汗烦渴等有关？

麦门冬汤、竹叶石膏汤均是治疗瘦人呕吐、咳嗽不食的方剂。麦门冬汤治"大逆上气，咽喉不利"，用粳米三合；竹叶石膏汤治"虚羸少气，气逆欲吐"，用粳米半斤。粳米作何用？粳米香软滑软，不论煮粥、做饭，都让人食欲大增，肥健面润。

附子粳米汤是治疗胸腹大痛的方剂，由附子、半夏、甘草、大枣、粳米组成，其中粳米半升同煎，主治"腹中寒气，雷鸣切痛，胸胁逆满，呕吐"。附子、半夏止痛可以理解，而粳米的止痛作用则少为人知。《肘后备急方》记载治卒腹痛方：粳米二升，以水六升，煮二七沸，饮之。

百合狐惑阴阳毒病脉证治

李明明

《金匮要略·百合狐惑阴阳毒病脉证治》论述百合、狐惑、阴阳毒三种病的证候与治疗。此三种疾病皆由热病传变而来，其临床表现亦有类似之处，如百合病的"常默默，欲卧不能卧"与狐惑病的"默默但欲卧"，狐惑病的"蚀于喉"与阴阳毒的"咽喉痛"等，均须加以鉴别，所以合为一篇讨论。

论曰：百合病者，百脉一宗，悉致其病也。意欲食复不能食，常默默，欲卧不能卧，欲行不能行，欲饮食，或有美时，或有不用闻食臭时，如寒无寒，如热无热，口苦，小便赤，诸药不能治，得药则剧吐利，如有神灵者，身形如和，其脉微数。每溺时头痛者，六十日乃愈；若溺时头不痛，淅然者，四十日愈；若溺快然，但头眩者，二十日愈。其证或未病而预见，或病四五日而出，或病二十日或一月微见者，各随证治之。

本条论述百合病的病因、证候、诊断、治疗原则和预后，是百合病的总纲。百合病是一种心肺阴虚内热的疾病。心主血脉，肺主治节而朝百脉，如心肺正常，则气血调和而百脉皆得其养；如心肺阴虚，则百脉俱受其累，证候百出，故云"百脉一宗，悉致其病"。本病多发生于热病之后，为心肺阴液被耗损，或余热未尽所致；见于未病之前者，多为情志不遂，日久郁结化火，消铄阴液而成。因为百合病是心肺阴虚为主的病变，所以它的证候可表现为两个方面：一是由于阴血不足而影响神明，出现神志时而恍惚不定，语言、行动、饮食和感觉等的失调现象，表现为：常默默无言，欲卧不能卧，欲行不能行，想进饮食，但不能食，有时胃纳甚佳，有时又厌恶饮食，如寒无寒，如热无热，用各种药品治疗，效果都不显著，甚至服药后常见呕吐或不利，但从形体上观察一如常人，并没有显著的病态。二是由于阴虚生内热，出现口苦、小便赤、脉微数的现象，这些是常见不变之表现。根据上述两方面的临床表现，即可诊断为百合病。肺有通调水道、下输膀胱的作用，而膀胱又外应皮毛，其脉上行至头，入络脑，故小便时有头痛或恶风或头眩的症状。在临诊时，这些症状可作为判断疾病轻重或痊愈时间的参考。书中所记载的六十日、四十日、二十日，可作为诊断病情的轻重浅深的参考依据，但并非定数，不可拘泥。本病的治疗原则应着眼于心肺阴虚内热，以养心润肺，养阴清热为法，切不可妄用汗、吐、下，以免更伤阴液。应根据具体情况，随证施治。

近代医家比较重视精神因素在本病发病中的作用，从本条对百合病所描述的症状来看，本病与现代医学的癔症、神经官能症的某些表现颇为相似，故其证属心肺阴虚内热者，可按百合病治疗。此外，心理治疗在本病的防治中亦占有重要地位。

百合病见于阴者，以阳法救之；见于阳者，以阴法救之。见阳攻阴，复发其汗，此为逆；见阴攻阳，乃复下之，此亦为逆。

本条论述百合病的治疗原则。百合病的病机，主要是阴虚内热，治当补阴之不足，以调整阳之偏胜，即所谓"见于阳者，以阴法救之"。本篇治百合病诸方，即为此而设。但阴虚之甚者，阴中之阳亦受损害，往往兼见畏寒、神疲等症状，在治疗上又当酌用养阳之法，即所谓"见于阴者，以阳法救之"。本篇对于此种证治虽未具体论述，但是学者应能隅反，后世常用温柔养阳之法，临证时可以参考应用。

百合病，不经吐、下、发汗，病形如初者，百合地黄汤主之。

本条论述百合病的正治法。百合病未经吐、下、发汗等错误治法，时间虽久而病情如初，仍表现为如首条所述症状，应该用百合地黄汤治疗。百合病的病机是心肺阴虚内热，百合甘寒，清气分之热，能润肺清心，益气安神；生地黄甘润，益心营，清血热；泉水下热气，利小便，用以煎百合，共成润养心肺、凉血清热之剂，使阴复热退，百脉调和，病即可愈。服药后大便呈黑色，为地黄本色，停药后即可消失，不必惊惧。

百合地黄汤临床上常用于治疗各种神经官能症及自主神经功能失调，也可用作热性病的善后调理。本方与酸枣仁汤合用可治癔症；与甘麦大枣汤、生龙骨、生牡蛎、琥珀、磁石等合用可治疗更年期综合征、自主神经功能紊乱；加麦冬、沙参、贝母、甘草等可治疗肺燥或肺热咳嗽；加太子参、滑石、牡蛎、首乌藤、炒酸枣仁等可用于热病后调理。

狐惑之为病，状如伤寒，默默欲眠，目不得闭，卧起不安，蚀于喉为惑，蚀于阴为狐，不欲饮食，恶闻食臭，其面目乍赤、乍黑、乍白。蚀于上部则声喝（一作嘎），甘草泻心汤主之。

本条论述狐惑病的证治。狐惑病是由湿热虫毒引起，在病程中可以出现发热，形如伤寒。由于湿热内蕴，所以沉默欲眠，食欲不振，甚至恶闻饮食气味；虫毒内扰，故卧起不安，目不得闭，面色变幻无常，或红、或黑、或白。如虫毒上蚀咽喉，则咽喉腐蚀；虫毒下蚀二阴，则前阴或后阴溃疡；而且有时咽喉与二阴同时溃疡。上部咽喉被蚀，伤及声门，则发声嘶嘎，可用甘草泻心汤治疗。方中黄芩、黄连苦寒，清热解毒；干姜、半夏辛燥化湿；佐以人参、大枣、甘草以和胃扶正，共成清热化湿、安中解毒之功。

本病的临床表现与现代医学之白塞综合征（眼－口－生殖器综合征）颇为相似。其发病原因，古人认为与伤寒之后余热未尽、湿热邪毒内蕴有关。近代通过大量临床实践，对狐惑病的病因进行了新的探讨，认为久卧湿地、饱经风霜、产后郁热、情怀不畅等，均是发病的主要因素，而脾胃湿热、热毒蕴结、气血凝滞等，是其早期的基本病机，后期则以气血不足、脾肾亏虚或肝肾不足为主要病理变化。

狐惑病虽本于湿热，但病有新久不同，人有体质差异，故临证应根据不同情况，随证施治。病属湿热内蕴者，用甘草泻心汤化裁治疗，方中甘草用量宜重，若前阴溃疡加地肤子，肛门蚀烂加炒槐角，眼部损害加密蒙花、决明子，口腔溃疡可外用冰硼散、锡类散等；若肝经湿热明显，症见口苦、溲赤，心烦失眠者，可加龙胆草、黄柏、木通、车前子、赤小豆等；若脾气虚衰，形瘦发热、神疲肢倦者，可合用补中益气汤以清解湿热，升清降浊。此外，本方对胃、十二指肠溃疡及慢性胃肠炎而证属寒热错杂者，亦有良效。中焦痞满重者，可加枳实、厚朴；心下痞满，呕利明显者，重用炙甘草、半夏、生姜；治萎缩性胃炎，可酌加白芍、乌梅、百合、乌药。另外，本方加减还可治疗复发性口疮、神经衰弱、产后下利以及磺胺类、解热止痛类药物过敏导致的咽喉、龟头糜烂等。

"血不利则为水"学术思想在骨科的应用

王禹增

"血不利则为水"是仲景在《金匮要略·水气病脉证并治》中提出的重要学术思想，从血与水的关系角度阐述了水气病的一个重要机理：血与水相互影响，经血运行不畅可引发水肿。长期以来，这一学术思想广泛指导着妇科的临床实践。笔者认为，此"血不利"当理解为所有的血不能正常循经运行的状态，虽常见于妇人，但不独见于妇人，而与现代医学的微循环障碍相类似[1]。因此，骨科肿胀性疾病也可遵照这一学术思想进行治疗。

骨科的肿胀性疾病常见于创伤性疾病和退变性疾病，如骨折、脱位、软组织损伤、慢性脊柱退变性疾病与关节退变性疾病，以及某些术后并发症，也可见于风湿性关节病、感染性疾病、代谢障碍性关节病等。其临床表现多为患肢（指）和／或关节的肿胀，有时伴有麻木和／或疼痛，也可见腹胀和大小便异常等。尽管这些疾病临床表现各异，但是其病因病机均为瘀血阻络，均可辨证为瘀血中阻，水湿内停，血水同病。

1.理论认识

"血不利则为水"首见于《金匮要略·水气病脉证并治》第十九条："师曰：寸口脉沉而迟，沉则为水，迟则为寒，寒水相搏，趺阳脉伏，水谷不化，脾气衰则鹜溏，胃气衰则身肿。少阳脉卑，少阴脉细，男子则小便不利，妇人则经水不通。经为血，血不利则为水，名曰血分。"仲景以脉论病，阐述了肺、脾、肾及三焦气化功能失司导致水肿的病因病机及临床表现。其中，男子多表现为小便不利而身肿，妇人则兼有经水不通。妇人以血为本，其水肿发生的直接机理与男子不同，是由于经血运行不畅所致。

何以如此？血水同源故也。早在《黄帝内经》中，就对血与水这种生理上相互依存、病理上相互影响的关系进行了论述。如《灵枢·邪客》曰："营气者，泌其津液，注之于脉，化以为血。"《灵枢·百病始生》曰："凝血蕴裹而不散，津液涩渗，着而不去，而积皆成矣。"

后世医家从不同方面对这一学术思想进行了继承与发扬。如唐代医家孙思邈在《备急千金要方·水肿》中指出："大病或下利后，妇人产后，饮水不即消，三焦决漏，小便不利，仍相结，渐渐生聚，遂流诸经络故也。"在治法上，他倡用软坚活血。此法实为后世化瘀利水法之滥觞，至今仍为临床所常用[2]。清代何梦瑶《医碥·肿胀》曰："气、血、水三者，病常相因，有先病气滞而后血结者，有先病血结而后气滞者，有先病水肿而血随败者，有先病血结而水随蓄者。"吴谦等所撰《医宗金鉴·内证杂治法》曰："伤损瘀血泛注之证，乃跌仆血滞所致。盖气流而注，血注而凝，或注于四肢关节，或流于胸腹腰臀，或漫肿，或结块。"唐容川在《血证论》中说："凡跌打未破皮者，其血坏损，伤其肌肉则肿痛。""瘀血化水，亦发水肿。"

当今学者也对这一学术思想在创伤治疗中的应用进行了探讨。芦旭等自拟加味桃红四物汤治疗伤后肢体肿胀，一般内服该方7剂后肿胀完全消退[3]。赵建根等用自拟化瘀利水方治疗184例创伤后肢体肿胀病人，取得较好的临床治疗效果[4]。

2.骨科肿胀性疾病的特点

骨科的肿胀性疾病，无论是创伤、外固定、手术后引起，还是某些退行性疾病所致，多数在受影响的肢（指）体的局部或远端见到明显的肿胀（有时为凹陷性水肿）、青紫瘀血斑，可伴有麻木、疼痛不适。瘀血引起水肿，水肿加重瘀血，两者相互影响。

内伤瘀血则引起胸腹腔内的肿胀，在体外无法直接看到或者触及，需要借助现代化的手段才能发现。因其对气机升降出入的影响较为严重，可导致腹胀和大小便异常等。

3.治疗思路

仲景对"血不利则为水"的"血分"病提出了化瘀利水、血水同治的治疗原则。骨科创伤性肿胀以实证多见，在早期以化瘀利水为主，兼顾调畅气机；中、晚期可参照伤科三期辨证方法，随证遣方用药。

骨与关节退行性变引起的肿胀，一般病史较长，寒热虚实错杂，应在化瘀利水的基础上结合清热温阳、益气健脾、养肝补肾等方法。同时，还应视血与水的标本缓急，"谨察阴阳所在而调之，以平为期"，常则化瘀利水，变则利水化瘀。

4.体会

"血不利则为水"的学术思想在骨科临床应用广泛，临证之时应当注意以下几点：第一，要紧紧抓住瘀血和水肿这两个主证。中医瘀血概念的外延远远大于现代医学的血栓概念，用现代医学手段不能检测到的血液循环障碍，并不能排除中医瘀血的存在。水肿可见于皮下，也可存在于肌肉组织间，未必均能见到凹陷性水肿。第二，由于"气、血、水三者，病常相因"，在化瘀利水之时，当兼顾气分，则疗效更著。第三，应视"血"与"水"的标本缓急，或本而标之，或标而本之，常则化瘀以利水，变则利水以化瘀。第四，应用现代药物治疗骨科水肿性疾病无可厚非，但应切记，西医的脱水剂代替不了中医的化湿药；西医的抗凝剂也代替不了中医的活血药。

笔者不揣冒昧，粗成拙作，意在抛砖引玉，以求更多的有识之士关注经典，研究经典，把经典发扬光大。

参考文献

［1］韦衮政."血不利则为水"病机含义之我见［J］.环球中医药，2011，4（6）：455.

［2］李恩庆.《千金要方》中治疗水气病的组方用药规律［J］.陕西中医，2005，26（12）：1375.

［3］芦旭，赵辉，李发东.血水兼理治疗骨折初期肿胀［J］.

中外健康文摘，2011，27：213.

　　[4]赵建根.化瘀利水方治疗创伤后肢体肿胀184例[J].浙江中医杂志，2004，（2）：30.

跟师王禹增名中医学习"血不利则为水"的心得体会

申鹏

　　有幸跟师学习两年余，对王禹增老师应用"血不利则为水"理论的经验深有体会。老师认为，骨科疾病中，瘀血证居多，在临床实践中应灵活运用"血不利则为水"这一理论。他指出，"血不利"只是病因，"水"才是结果，且"水"这个病理产物一旦形成，停留于组织间隙中，反过来又成为病理因素，阻滞经络，加重"血"的运行障碍。故在治疗瘀血证时，不仅要采取活血祛瘀法，还要根据"血不利则为水"理论，施以调血利水法。如临床上治疗由外伤导致的瘀水互结型急性软组织损伤时，在活血止痛的基础上，要加入桂枝、茯苓等利水之品；治疗由风寒湿邪导致的寒瘀互结型退行性关节炎时，在温阳散寒基础上，要加入白术、芍药、茯苓等活血利水之品，则临床疗效更著。

1."血不利则为水"理论

　　"血不利则为水"一语出自《金匮要略·水气病脉证并治》，是张仲景的重要理论之一，明确论述了血与水的关系，阐释了水肿的形成机理，开创了活血利水法治疗瘀血、水肿的先河。

2.血与水的关系

2.1血虚与水肿的关系

　　唐容川《血证论·肿胀》说："失血家往往水肿。"这里明确指出，血虚则水侵，治当养血补虚与活血利水并举，使生新血而祛死血，养正而无留邪之弊，攻邪而无伤正之虞。

2.2 寒凝血瘀与水肿的关系

《素问·调经论》云："血气者，喜温而恶寒，寒则泣（涩）不能流……寒独留则血凝泣（涩），凝则脉不通。"《仁斋直指方论·水饮方论》亦云："经脉不行，血化为水，四肢红肿，则曰血分。凡此等类，皆水气之所由作也。"可见，无论身感寒邪，还是饮食生冷，皆可使血脉凝涩，经脉阻滞，肢体肿胀。

2.3 瘀血与痰水的关系

《血证论·瘀血》说："……血积既久，亦能化为痰水。"痰与水异名而同源，皆是津液气化或输布异常产生的病理产物，均为有形之邪。痰水一旦形成，不仅影响气机的升降出入，反过来亦可作为致病因素，痹阻经脉，从而加重瘀血，使病情胶结难解。

3. "血不利则为水"理论的临床应用

3.1 急性软组织损伤

3.1.1 急性软组织损伤的病因病机

急性软组织损伤是附着在骨骼和关节周围的骨膜、肌肉、肌膜、肌腱、腱鞘、筋膜、韧带、关节囊、脂肪垫、滑囊等的损伤，属于临床常见损伤，主要是由于外力作用较大，或着力点很集中，或用力方式不正确，导致某一个方向的外力被放大，超过软组织的承载范围所导致的软组织破裂或断裂。受伤时常感到受伤部位有响声或突然有"撕裂"感，伤后局部肿胀、疼痛、肢体活动障碍。

现代医学认为，伤后24小时或48小时以内是损伤早期，属于急性炎症期，主要出现局部微循环障碍，有明显的微血栓和组织出血，且局部组织压力增高。由于机械刺激和损伤后机体的应激反应，受伤部位出现红肿热痛、功能障碍等临床表现。受伤24小时或48小时以后，出血已经停止，急性炎症逐渐消退，但局部仍有瘀血和肿胀，肉芽组织形成，并开始吸收，组织正在修复。到后期，损伤基本修复，肿胀、压痛等局部表现也已消退，但功能尚未完全恢复，进行锻炼时仍感疼痛，酸软无力。有些严重病例，由于组织粘连或瘢痕收缩，可出现受伤部位僵硬、活动受限等情况。

中医学并无"急性软组织损伤"的病名，其应属于中医"筋伤"范畴。中医学认为，其病机主要是气血损伤，气滞血瘀，瘀水互结。《素问·阴阳应象大论》载："气伤痛，形伤肿，故先痛而后肿者，气伤形也；先肿而后痛者，形伤气也。"损伤早期，由于脉络损伤，一是血脉内的血与津运行障碍而导致血瘀津停；二是血脉内的血与津外溢，血外溢，留而不去则为瘀血，津液外溢，留滞软组织则为水湿。瘀血与水湿壅滞，又可影响脉络中血液和津液的运行，导致气滞血瘀津停加重，从而形成瘀水互结，故临床表现为局部疼痛、皮肤青紫、肿胀明显。血瘀津停，蕴而化热酿毒，导致局部红肿、发热。此毒即中医学所说的内毒，相当于西医学的炎症因子。如果治疗不彻底，瘀血未去，水湿凝结成痰，与筋搏结，则局部组织粘连或瘢痕收缩，受伤部位僵硬，活动受限。王老师指出，急性软组织损伤的中医病机主要是瘀水互结，气、血、津是互生互济的，治疗时也应活血、行气、利水并重。

3.1.2 急性软组织损伤的治疗

西医治疗主要是局部冷敷以减少组织渗血和炎症反应，抬高患肢并限制活动，以减轻局部充血、肿胀。有张力水疱或血疱形成者，局部消毒后穿刺抽液；疼痛剧烈者，可适当使用消炎药物治疗。

中医治疗主要是活血化瘀、理气止痛。王老师根据《血证论·卷三》"凡跌打未破皮者，其血坏损，伤其肌肉则肿痛"之理，"诸疮内治，初起肿硬，总宜散血"，并根据《血证论·阴阳水火气血论》"失血家往往水肿，瘀血化水，亦发水肿"之旨，在活血止痛方汤之内，加入利水消肿之品，使瘀血化水而下，则肿消痛止。活血止痛汤出自清代医家赵竹泉的《伤科大成》："伤两肋者，气喘大痛，睡如刀割，面白气虚，主三日死。先以行气活血汤……左肋痛者，血瘀与气滞也……右肋痛者，瘀与食积也，先以化痰消食方，次服活血止痛汤。"该方主治损伤后瘀血，红肿疼痛。现在的损伤多为交通伤及高处坠落伤，损伤能量高，局部肿胀、瘀血伴软组织水肿，或局部出现张力水疱或血疱。活血止痛方原方由当归尾、川芎、乳香、苏木末、红花、没药、土鳖虫、紫荆藤、三七、赤芍、陈皮、落得打、桂枝、茯苓、泽兰、甘草组成。方中当归尾活血化瘀，通经止痛；川芎活血祛瘀，通经止痛，有明显的镇静作用；乳香、没药活血行气止痛，消肿生肌，可起到镇痛作用；苏木末活血祛瘀，消肿止痛，破血行气之力较强；红花活血通经，散瘀止痛，现代药理研究发现，红花的主要成分为红花黄色素，可抑制血小板活化因子，缓解血栓形成，减轻炎症反应；土鳖虫破瘀血，续筋骨；紫荆藤活血祛风，除湿消肿止痛；三七散瘀止血，消肿定痛，是治疗外伤出血、跌仆肿痛之要药；赤芍活血化瘀、凉血止血，其所含牡丹酚、糖苷类成分均有抗炎作用；陈皮理气健脾除湿，茯苓淡渗利水，泽兰活血利水，现代研究发现这些药物均有利尿、消炎作用，能减轻组织水肿；落得打活血化瘀，痛经止痛，《本草纲目拾遗》说："（落得打）治跌打损伤，神效。"桂枝活血化气行水，气行则血行，根据"血不利则为水"理论，行气利水之桂枝、茯苓，能兼顾利水消肿；甘草善于缓急止痛，调和诸药。以上诸药合用，共奏活血化瘀、行气利水消肿之功，既能止血，又能改善微循环，促进血肿吸收，减轻炎症反应，故可收到较好疗效。

3.1.3 典型医案

隋某，男，28岁，车祸致右小腿肿胀畸形疼痛2小时。X线检查示：右胫腓骨中段骨质中断。现症见：右小腿及右踝关节肿胀明显，表面绷急、光亮，按之凹陷易复。小腿后侧大面积皮下瘀血，侧面形成张力水疱。足趾屈伸活动正常，足背动脉搏动正常，小便色黄而短少。舌黯红、有瘀斑，舌苔薄白，脉细涩。

诊断：骨折（血瘀气滞）

处方：当归尾12g，川芎15g，乳香9g，没药9g，红花9g，苏木末6g，土鳖虫6g，紫荆藤12g，三七6g，赤芍9g，陈皮15g，落得打15g，桂枝9g，茯苓12g，泽兰12g，甘草6g。

5剂，日1剂，水煎400mL，分早晚两次，饭后温服。

活血止痛汤以活血通络止痛为核心，辅以行气利水。根据患者血瘀及局部水肿表现，方中有桂枝、茯苓、泽兰等，体现了老师"血不利则为水"的学术思想。患者服药第2天，肿胀未再继续加重，第4天肿胀渐消，为提前手术治疗争取到足够的时间，同时避免了形成骨筋膜室综合征的危险。

3.2 退行性关节炎

3.2.1 退行性关节炎的病因病机

退行性关节炎又称膝骨关节炎或增生性骨关节炎，以关节软骨退行性病变为主要病理表现，主要表现为膝关节疼痛、变形、肿胀及活动障碍。

中医学理论认为，膝骨关节炎属于"骨痹"范畴，是由于肝肾亏损、筋骨失养，风寒湿邪侵袭，导致经络痹阻、筋骨失养加重所致。王老师认为，退行性关节炎乃外邪留注肌肉、筋骨、关节，造成经络阻滞，气血运行不畅，肢体筋脉拘急、失养，此为本病的基本病机。痹病日久不愈，气血津液运行不畅逐日加重，血脉瘀阻，津液凝聚，痰瘀互结，闭阻经络，出现皮肤瘀斑、关节肿胀畸形或膝关节积液等，符合"血不利则为水"理论。

3.2.2 退行性关节炎的治疗

退变性膝关节炎，在临床前期和中期，西医常采用口服非甾体类抗炎镇痛药、外敷膏药和玻璃酸钠关节腔注射的方法治疗；属于后期的患者，只能采用人工膝关节置换术。

中医学的治疗方法为活血散结，消肿止痛。王老师的治疗方法以保膝为主，常在活血散结的基础上，加用利水消肿药物。他常用活血利水方加减，以延缓膝关节退变的病程。活血利水方原方由附子、桂枝、延胡索、熟地黄、泽泻、茯苓、地龙、川乌、土鳖虫、炙甘草组成。方中附子温经散寒止痛，对急性炎症有明显抑制作用；桂枝温阳通络，利水消肿；延胡索活血散瘀，理气止痛；熟地黄乃补肾通络之妙药，兼制附子之燥性，以助全方活血利水之功。泽泻、茯苓健脾利水消肿。地龙长于通经活络，川乌祛风除湿、温经止痛，两者配伍增强通络止痛功效。炙甘草缓急止痛，调和诸药。全方活血消肿，兼顾通调水道，能很快缓解膝关节疼痛等症状。治疗后期，再辅以补肝肾、强筋骨之品，以巩固疗效。随证加减：痛甚，舌淡红，苔薄白，脉沉细者，熟地黄加量，再辅以独活、桑寄生；屈伸不利者，加伸筋草、木瓜；肿甚者，将茯苓、泽泻、猪苓加量，再加泽兰。随证灵活化裁，均可取得良好疗效。

3.2.3 典型医案

王某，女，62岁，2019年12月17日初诊。双膝疼痛1年余，近一周膝关节受凉后病情有所加重，行走困难，屈伸不利，上下楼需借助双拐。体格检查：两膝周围软组织肿胀明显，广泛压痛，可触及摩擦感，浮髌试验（+），伸直15度，屈曲100度。身体微胖，舌质淡，苔白腻，脉沉。X线检查示：双膝关节间隙变窄，髁间隆突变尖，胫骨关节面硬化。

诊断：痹病（寒湿痹阻）

治法：温经散寒通络，利水消肿。

处方：附子6g（先煎），桂枝12g，醋延胡索12g，熟地黄12g，泽泻20g，土茯苓20g，地龙12g，川乌3g（先煎），土鳖虫10g，黄芪20g，炙甘草6g。

14剂，每日1剂，水煎早晚分服。

2019年12月31日二诊：服药后，两膝关节疼痛及肿胀明显减轻，浮髌试验（−），舌质淡，脉沉细。后给予独活寄生汤加减，祛风散寒除湿，补肝肾，以巩固疗效。

4.总结

王老师认为，血与水是人体阴液的不同表现形式，异名而同源。气虚、血虚、寒凝等，均可导致瘀血，治疗时应当考虑到利水；出现痰饮、水肿时，亦应该考虑到活血。活血以利水，利水增强活血之功。正如尤在泾所云："曰血分者，谓虽病于水，而实出于血也。"王老师深得张仲景"血不利则为水"理论的精髓，治疗范围不局限于急性软组织损伤和膝关节退变，还灵活运用于水肿、术后肿胀等疾病的治疗，做到同病异治，异病同治，有效截断了疾病的进一步发展，值得我们学习和推广。

多发骨折之跨关节外固定支架

王浩

两个或两个以上部位发生骨折者称为多发骨折。骨科临床上，外伤致多发骨折较为常见。多发骨折如出现气胸、血胸等，可能危及生命，尤其是开放性骨折，如在短期内不进行对症处理，对患者身体状况和生命安全有着严重影响。而外伤后及时、正确的救治，可在挽救患者生命方面发挥重要作用，请看下面这个案例：

孙某，男，43岁，已婚。2021年1月8日，因"车祸致头面及四肢疼痛、出血、功能障碍1小时"入住ICU。查体：头颅无畸形，下唇有一约5cm横行伤口，与口内黏膜贯通，创缘不齐，污染重，有活动出血。双侧外耳道有活动出血。颈部检查不满意，左腕部枪刺刀畸形，可及骨擦感，运动及感觉检查不满意。右股远端前方可见一约长7cm横行伤口，其内有一约7cm×3cm×2cm大小股骨蝶形骨块外露、脱出，伤口创缘不齐，有活动出血。右小腿前方有一约3cm不规则伤口，创缘不齐，可见骨质外露，有活动出血。右下肢皮温低，足背动脉搏动消失，胫后动脉搏动未触及，自主活动及感觉检查不配合。左下肢外旋畸形，左股可及骨擦感及反常活动。左侧足背动脉搏动可触及，自主活动及感觉检查不配合。诊断为：失血性休克、颅底骨折、C1侧块骨折、C7横突骨折、左肩胛骨骨折、左桡骨远端骨折、左股骨颈骨折、右股骨近端开放骨折、胫骨近端开放骨折、右下肢血管损伤。立即给予大量补液、补充血容量、纠正酸中毒、清创缝合、患肢制动等相应措施，待生命体征平稳后，给予急症清创术加右下肢跨膝关节外固定支架手术。手术顺利，术后安返

ICU，继续观察下肢血运、皮温及感觉，密切关注生命体征及病情变化，对症治疗，限期行其他骨折手术治疗。

这个案例使我认识到，多发骨折多由交通事故、高处跌落及其他暴力引起，常伴有创伤性休克、失血性休克或免疫功能障碍，严重时可导致多脏器功能障碍。多发伤的部位不同，出现的症状也有明显差别。针对多发严重骨折，尤其是开放骨折，需要及时处理开放伤口。在生命体征允许情况下，需要行急症手术。如果伤者无法耐受长时间手术，尤其是漂浮肘、漂浮膝、粉碎性骨折及其他跨关节多发骨折患者，选择跨关节外固定支架是一个较好的选择。因为跨关节外固定支架有手术时间短、创伤小、后续护理方便、避免骨折畸形愈合等优点，可为二期、三期手术打下良好的基础，甚至可固定至骨折愈合。在临床中，我们需要根据病情、骨折类型及其他方面，评估和选择合适的固定方式、手术方式。

肱骨干骨折之悬垂石膏应用

王浩

肱骨干骨折多因直接暴力、间接暴力、旋转暴力造成。该处神经干紧贴骨面走行，容易被压压或刺伤，周围血管也有被损伤的可能，所以肱骨干中下1/3骨折易合并桡神经损伤，下1/3骨折易发生骨不连。针对该处骨折，应综合分析，根据伤者年龄、骨折程度、骨折位置及是否开放骨折等因素，选择合适的治疗方案。一般年龄较大、骨折严重者，可选择上肢悬垂石膏外固定。上臂悬垂石膏外固定可依靠石膏的重量牵引，达到骨折复位并维持对位的目的，所以要求患者站立时保持上臂下垂于胸前，卧位时上臂置于半下垂位。请看下面案例：

丛某，男，57岁，已婚，于2018年7月5日就诊。因"车祸致右上肢畸形、活动受限3天"，诊断为右肱骨干粉碎骨折。查体见骨折处肿胀、压痛，手指虎口区麻木，其余无异常。给予右上肢悬垂石膏外固定术，口服活血止痛药物，分别在3天、1周、2周、1个月、1个半月，拍X线片复查，显示骨折对接位置可。2018年9月5日拍片并拆除石膏，逐步锻炼右上肢，1个月后基本恢复正常功能。

闫某，男，65岁，已婚，于2020年8月30住院。因"车祸致左上肢畸形、活动受限1小时"入院，诊断为：左肱骨骨折、左上肢神经损伤。查体见左臂中上部肿胀、压痛，压之骨擦感明显，前臂及手浅感觉减退，伸腕受限。遂给予对症处理，行左上肢悬垂石膏外固定术。定期拍片复查，于2020年10月1日改为左上肢小夹板外固定术。固定1个月余，拆除夹板，嘱其进行功能锻炼。如出现关节僵硬，应加强功能锻炼，否则恢复效果较差。

心得：大多数肱骨骨折，可通过非手术治疗而愈合。肱骨干中段骨折，尤其是螺旋形骨折，断端接触面积较大，骨折易于愈合。又因为肱骨干是非负重骨，如无外科手术指征（如骨折断端软组织嵌入，合并神经损伤等情况，或者肱骨中段短缩移位的斜形骨折及螺旋形骨折等），则肱骨干骨折可选用悬垂石膏固定治疗，操作方法简单，无创，可避免手术对骨折部位血运的破坏及造成桡神经损伤的风险。

注意：采用石膏外固定等保守治疗，常需固定肘关节及腕关节，且固定时间相对较长，治疗后容易出现肘内翻畸形、关节僵硬等并发症。石膏固定一般在4~6周或3~4周后改用小夹板固定。如经临床和X线检查已达到临床愈合，即可拆除固定，行肩、肘关节功能锻炼。

对椎动脉型颈椎病中医发病机制的认识

王禹增

椎动脉型颈椎病的主要临床表现为眩晕、头痛、耳鸣、听力减退、视力异常、平衡障碍等。现代医学认为其发病机制十分复杂，国内外学者对此有较多研究，但仍未明确。中医学将其纳入"眩晕"范畴，对其发病机制的认识也有多种观点，浅析如下。

1.从肝肾立论

中医学虽无椎动脉型颈椎病之病名，但对其主要症状的记载最早散见于《黄帝内经》中，并对其病因、病机作了较多的论述，认为眩晕与肝肾有关。《素问·至真要大论》中就有"诸风掉眩，皆属于肝"之说，《灵枢·海论》有"髓海不足，则脑转耳鸣，胫酸眩冒"等记载。肝主筋藏血，肾主骨生髓。肝肾精血充足，则耳聪目明。人到中年，肝血、肾精衰少，骨髓化源不足，筋骨渐弱，清窍也得不到充分滋养，为眩晕的发生提供了病理基础[1]。若肝肾阴亏，水不涵木，阴不维阳，阳亢于上，肝风内动，上扰清窍，则更易引发眩晕[2]。胡永文等[3]及龚艳等[4]以补益肝肾、平肝息风为主，治疗椎动脉型颈椎病获良效。陈建鸿[5]通过对200例患者的观察发现，尽管本病的病因、病机表现各异，但总以肝肾亏虚、经脉失养为本，有的表现为肝肾阴亏，有的表现为肾阳不足。林一峰等[6]认为，本病是由督脉气衰、阳气不振所致。肾中元阳亏损，则督脉之经气衰减。吴军君等[7]认为，督阳不振，温煦无力，如遇风寒湿邪乘虚而入，内外相搏，痹阻督脉，必致眩晕、头项疼痛。正如《杂病源流犀烛·胸膈脊背乳病源流》中所说："年老伛偻者甚多，皆督脉虚而精髓不充之故。"同是肝肾亏虚，由于地域不同，又会表现出不同的病理特点。在南方，气候炎热，风寒湿气少而温热或湿热之邪多，刁志光[8]发现，若非历尽辛劳且房劳过度，则风寒湿邪不易痹着关节；而温热、湿热之邪易耗气伤阴，导致虚阳上浮，筋脉失于濡养，呈现"阳常有余，阴常不足"的特点。同时，根据长期的临床观察，发现伴有颈肩部肌肉僵硬者，眩晕症状往往较重，即常兼有肝风内动之象。

2.从气血立论

施杞[9]认为，颈椎病，不论是由于脏腑、经络原因致病，还是由于皮内、筋骨原因致病，都离不开气血失调。气血在形体之中，无处不到。经脉之气不贯通，血行失度，是引起颈椎病的主要原因。张运国等[10]选择120例椎动脉型颈椎病患者，根据中医学审证求因的原则，对其病因病机进行了分析，认为椎动脉型颈椎病的主要病理机制在于"血瘀"。王银山[11]认为，如果长期伏案工作引起颈部劳损，或有颈部外伤，均可导致局部气滞血瘀，筋脉失养，出现相应的临床症状。有研究认为，若素体虚弱，或年老体虚，或久病伤气，气虚无力，推动无权，则导致气虚血瘀[12, 13]，即所谓"因虚致瘀说"[14]。血瘀阻滞经络，则清窍失养；血虚也可使清窍失养。昝韬[15]从"脉弗荣则筋急"这一理论出发，结合临床观察，认为气血亏虚是椎动脉型颈椎病的主要病机，"筋急之源，由血脉不荣筋之故也"。他以补气养血为主要治疗原则，治疗58例椎动脉型颈椎病，获得良效。沈源彬[16]通过对大量的临床资料进行总结研究，发现气虚血瘀、气血亏虚两种原因均可引起椎动脉型颈椎病。

3.从痰湿立论

痰湿既是脾运化水湿功能失调所产生的病理产物，又是新的致病因素。中医学把痰分为"有形之痰"和"无形之痰",而引起颈椎病的是"无形之痰"。《丹溪心法·头眩》有"无痰不作眩"之说。吴股等[17]认为,椎动脉型颈椎病是由于痰湿中阻。辛本忠等[18]及杨万波等[19]通过临床观察,根据"痰瘀互结"理论,认为痰瘀内阻,经隧不利,清阳不升,浊阴不降,气血不能上荣清窍,脑海失养为本病的主要病机。熊韬[20]则在半夏白术天麻汤息风化痰的基础上,加入活血化瘀中药,对痰湿阻络型椎动脉型颈椎病进行实验观察,与单纯采用半夏白术天麻汤治疗的病例对照,同时用经颅多普勒超声(TCD)检测两组病例治疗后基底动脉(BA)、左侧椎动脉(LVA)、右侧椎动脉(RVA)的血流速度。治疗3周后,结果显示,各动脉血流速度均较治疗前明显提高,且治疗组较对照组更为显著(P<0.05)。结果表明,痰湿阻络型椎动脉型颈椎病的病机应为痰瘀阻络,风痰上扰。

4.椎动脉型颈椎病的中医病机特点

椎动脉型颈椎病的发病机制虽有多种,但基本病理变化不外虚实两端。肝肾不足、气血亏虚所致的眩晕多属虚证;因痰凝血瘀、风湿内侵和局部劳损所致的眩晕多属实证。本病的病位在头、颈项,其病变脏腑与肝、脾、肾三脏最为密切。肝属风木,性喜调达,主升主动。肝肾亏虚,水不涵木,阴不制阳,阳亢于上,则发为眩晕。脾为气血生化之源。脾气虚弱,运化失常,则气血化生不足,或水湿内停,痰浊中阻,均可发为眩晕。肾为先天之本,主骨生髓。肾精不足,髓海失养,也可引发眩晕。

在椎动脉型颈椎病发病过程中,各种病理变化不是单一出现的,也不是一成不变的,而是相互兼夹和相互转化的。如脾气不足、气血亏虚所致的眩晕,由于脾虚生湿,往往兼有痰浊中阻,二者相互影响,使病情更为复杂。再如肾阴不足,久之可以转化为肾阳不足或阴阳两虚之证。

此外，不论何种原因导致的椎动脉型颈椎病，因久病入络，大都夹有瘀血，表现在症状上，往往兼有颈部筋肉的痉挛，这也是椎动脉型颈椎病所致眩晕与其他疾病所致眩晕不同的病理特点。在治疗上，内服药需添加活血化瘀之药，同时采用针灸、推拿和理疗等局部治疗，才能取得好的疗效。

总之，椎动脉型颈椎病的中医病机特点可以概括为虚实夹杂，虚在气血肝肾，实在痰瘀风湿。

参考文献

［1］王华兰.推拿配合中药治疗椎动脉型颈椎病62例报告［J］.中医正骨，2003，15（2）：41.

［2］潘利敏，朱晓红.自拟强筋化痰汤治疗椎动脉型颈椎病60例［J］.四川中医，2005，23（8）：78-78.

［3］胡永文，吴云刚，吴春雷，等.自拟止晕方治疗椎动脉型颈椎病疗效观察［J］.福建中医药，2005，36（2）：16-17.

［4］龚艳，沈文.中药配合耳穴治疗椎动脉型颈椎病的临床观察［J］.中国中医骨伤科杂志，2005，13（3）：47-47.

［5］陈建鸿.中药内服配合手法治疗椎动脉型颈椎病疗效观察［J］.中国中医骨伤科杂志，2003，（6）：12-14.

［6］林一峰，牛维，王斌.温肾通阳化痰通络法治疗椎动脉型颈椎病96例体会［J］.中医正骨，2003，15（5）：44.

［7］吴军君，王海燕，金远林.针刺颈夹脊穴配合中药外敷治疗椎动脉型颈椎病［J］.湖北中医杂志，2006，28（9）：51-52.

［8］刁志光.息风解痉补肾法治疗椎动脉型颈椎病45例［J］.辽宁中医药学报，2004，6（2）：87-88.

［9］施杞.颈椎病的临床与实验研究［J］.世界中医骨科杂志，2003，5（2）：40-61.

［10］张运国，陈书新，杨树，等.活血化瘀治疗椎动脉型颈椎病120例［J］.山西中医，2004，20（4）：25-26.

［11］王银山.自拟葛灵汤治疗椎动脉型颈椎病临床疗效观察［J］.中医正骨，2005，17（8）：51-52.

［12］周惠清.益气化瘀利水方为主治疗椎动脉型颈椎病疗效观察［J］.中医正骨，2001，13（3）：15-16.

［13］毛永森.醒脑止痛汤治疗椎动脉型颈椎病［J］.湖北中医杂志，2003，25（6）：46-46.

［14］武书，罗铁辉.蛇蚁汤治疗椎动脉型颈椎病31例临床观察［J］.湖南中医药导报，2002，8（8）：499，508.

［15］昝韬.中药治疗椎动脉型颈椎病临床观察［J］.湖北中医杂志，2001，23（12）：21.

［16］沈源彬，陈逊文，梁峭蝶，等.补阳还五汤加减治疗CSA前后椎基底动脉血流参数变化及其意义［J］.福建中医药，2007，38：4-5.

［17］吴股，高翔，施杞，等.辨证治疗椎动脉型颈椎病［J］.中医文献杂志，2004，22（2）：53-54.

［18］辛本忠，卿茂盛，李昂.颈通汤治疗椎动脉型颈椎病的临床观察［J］.中医正骨，2004，16（5）：14-15.

［19］杨万波，冯毅.颈晕汤治疗椎动脉型颈椎病［J］.湖北中医杂志，2001，23（7）：36.

［20］熊韬.息风化痰活血法治疗痰湿阻络型椎动脉型颈椎病临床观察［J］.中医正骨，2006，18（8）：12，14.

从薛生白"主客浑受"思考新型冠状病毒肺炎重症的治疗

王禹增

2019年12月以来，湖北省武汉市陆续发现了多例新型冠状病毒肺炎（COVID-19）（以下简称"新冠肺炎"）患者。随着疫情的蔓延，我国其他地区及境外也相继发现了此类病例。该病作为急性呼吸道传染病，已纳入《中华人民共和国传染病防治法》规定的乙类传染病，按甲类传染病管理。该病在人群普遍易感，潜伏期1~14天，多为3~7天，以发热、乏力、干咳为主要表现。临床分为轻型、普通型、重型和危重型。到目前为止，尚无针对该病的有效药物。

该病属于中医疫病范畴[1]，中药在新冠肺炎轻型和普通型的治疗中取得了较好的疗效。本文浅析清代著名温病学家薛生白《湿热病篇》中在温病重症阶段出现"主客浑受"的病机和治法，为治疗正在肆虐的新冠肺炎重症提供一点思路。

1.主客浑受的病机和治法

1.1 主客浑受的病机

"主客浑受"首见于薛生白《湿热病篇》第34条，原文曰："湿热证，七八日，口不渴，声不出，与饮食亦不却，默默不语，神识昏迷，进辛开凉泄、芳香逐秽俱不效，此邪入厥阴，主客浑受。宜仿吴又可三甲散，醋地鳖虫、醋炒鳖甲、土炒穿山甲、生僵蚕、柴胡、桃仁泥等味。"

此为湿热病久不解，邪入厥阴，气钝血滞，络脉瘀阻而致神昏的一种变证。薛氏自注，邪入厥阴，络脉瘀阻，使一阳不能萌动，生气有降无升，心主阻遏，灵气不通，所以神不清而昏迷默默也。

斯"主客浑受"之"主"，指人体营血，"客"指病邪。"主客浑受"指久病体虚，湿热之邪久留，与人身营血相混而形成脉络凝瘀的一种病理状态[2]，简而言之，即是血瘀。

1.2 主客浑受的治法

主客浑受如何治疗？薛氏在自注中指出，治疗当活血通络，"破滞破瘀"，唯此方能使"斯络脉通而邪得解矣"。至于用方，可仿吴又可三甲散。对于此方，许益斋的解释最为全面："鳖甲入厥阴，用柴胡引之，俾阴中之邪尽达于表；䗪虫入血，用桃仁引之，俾血分之邪尽泄于下；山甲入络，用僵蚕引之，俾络中之邪亦从风化而散。"诸药合用，既透阴分之热，兼达血分之瘀，使湿热瘀邪得以与人体血脉脱离，正复邪祛，病得自愈[3]。

1.3 主客浑受的临床意义

湿性黏腻重着，易阻碍气血运行，故湿热病后期，常见气血呆滞、灵机不运[4]，导致出现"主客浑受"这种非常复杂又非常危重的病理状态。此既有湿热的因素，又有瘀血的成分；既是疾病发展到危重阶段的结果，又是使病情进一步加重，进入到危重阶段的原因。其中，血瘀是最重要的病机。

欲破此结，当化湿清热，破滞散瘀，多管齐下，分而治之，方能取效。然而一般医者多注重清热祛湿，忽略活血通络[4]。所以薛氏在此重点强调，此时最重要的治法是"破滞破瘀"，即活血通络，破滞散瘀。只有这样，经脉才能得以通畅；只有这样，湿热之邪才能失去附着之地而易解；只有这样，才能破重症之险而解急危之困。

至于选方用药，可仿吴又可三甲散之义，凡能使"湿热瘀邪得以与人体血脉剥离"之方剂、针法、灸法、手法等，皆可选而用之。

2.治疗新冠肺炎重症的思考

2.1 新冠肺炎重症存在主客浑受

新冠肺炎的病位在肺，"瘀"是其基本病机之一[5]。其中普通型即现血瘀之象，重型、危重型更见主客浑受之证。本次疫情中，多数轻型患者在发病初期有恶寒，但时间短暂或恶寒不甚，与薛生白《湿热病篇》中"湿热证，始恶寒，后但热不寒"的描述相似。至于普通型，则具有发热、呼吸道症状，影像学检查可见肺炎表现。杨华升等[6]为27例普通型新冠肺炎患者动态拍摄舌象图98幅，通过对拍摄的舌象进行分析，发现33.33%的普通型患者有血瘀征象。当普通型患者发展为重症时，呼吸窘迫、缺氧成为主要问题。重型病例多在1周后出现呼吸困难，甚至进展为急性呼吸窘迫综合征、脓毒症休克、难以纠正的代谢性酸中毒和出凝血功能障碍，最终导致死亡。从中医学角度看，邪毒不仅伤及这类患者的气分，更伤及营血而成瘀，甚至逆传心包，出现神志改变[7]，与薛生白在《湿热病篇》中描述的"主客浑受"状态非常相似。《新型冠状病毒感染的肺炎诊疗方案（试行第五版）》也提到，部分危重者可见肌钙蛋白增高，严重者D-二聚体升高，整个机体呈现高凝状态。患者在感染新型冠状病毒的同时，由于全身炎症反应与免疫系统的紊乱，心血管系统症状和疾病的发生率明显提高[8]。

2.2 新冠肺炎重症的中医治疗

2.2.1 瘀未成时治未病

上工不治已病治未病。对于新冠肺炎重型患者的主客浑受状态，最佳治疗时机莫过于在主客浑受形成之前。对于年老体胖，特别是患有高血压、心脏病及糖尿病等有瘀血体质的患者，治疗方案应考虑到这个问题[8]。首先，处方用药时，不能加重血液的高凝状态；其次，即使是普通型新冠肺炎，在应用中医治疗时，也可稍加活血之药，如当归、桃仁之类，提前预防瘀血的形成。

2.2.2 瘀渐成时当化瘀

杂病重脉，温病重舌。在目前，对于新冠肺炎病人来说，看舌象较脉诊更方便、更客观。在诊治过程中，应时时注意舌质的变化，一旦观察到舌有化瘀之象，当立即合用活血化瘀之剂，如选用血府逐瘀汤等汤剂，或具有活血化瘀功效的中成药或中医适宜技术，尽一切可能截断疾病进程，避免患者进入危重状态。

2.2.3 瘀已成时当破滞破瘀

此阶段的病人可能已经昏迷，或已经行气管插管等治疗，进入危重状态，生命危在旦夕，没有了退路，只能背水一战。在患者不方便服用中药时，可考虑鼻饲中药，应用破滞破瘀之剂，如抵当汤之类可选用。如果情况危急，时间紧迫，也可随证权宜应用某些中药针剂、注射液，以解燃眉之急。对有气血阴阳、寒热虚实等不同兼证的患者，也要随证加减，谨察阴阳所在以调之，以平为期。

3.结语

新冠肺炎作为一个新的病种，具有瘟疫的基本性质，具备温病的某些特点。我们应重视对温病学理论的学习。尽管古代医家所论述的疾病与今天有所不同，但现在临床所见的新冠肺炎的某个阶段，也往往可以在古医籍中找到类似的证候，因而经典仍可以有效地指导临床。充分吸收这些中医学说的精华，用到当前新冠肺炎的诊治中，不仅可以提高疗效，而且可以进一步充实和丰富温病学的内容，推动中医学理论的发展[9]。

通过学习经典，我感到清代著名温病学家薛生白《湿热病篇》中的"主客浑受"学说与我在文献中看到的某些新冠肺炎重症有相似之处，均存在邪入厥阴、脉络瘀阻状态。对于这些患者，虽然湿邪贯穿疾病的始终，但在早期即关注邪毒入血、成瘀的问题，可能是治疗上的一个关键点[7]。未瘀先防，既瘀防变，及早施以活血通络治法，"破滞破瘀"，"斯络脉通而邪得解矣"，再配合现代医学方法等进行综合治疗，或许对提高治疗效果有所裨益。

大疫当前，不揣简陋，希冀对防控疫情提供一点思路。不当之处，敬请同道指正。

参考文献

［1］新型冠状病毒感染的肺炎诊疗方案（试行第五版）.中国中西医结合杂志，2020，40(02)：136-138.

［2］林培政.温病学［M］.北京：中国中医药出版社，2003：200.

［3］刘思琦，李廷利.探析"主客浑受"的理论意义与临床启发［J］.中医药学报，2017，45（04）：6-8.

［4］付晓晴.薛生白湿热病治法十一则［J］.天津中医学院学报.1987（02）：20-23.

［5］王玉光，齐文升，马家驹，等.新型冠状病毒肺炎中医临床特征与辨证治疗初探［J］.中医杂志，2020，61（04）：281-285.

［6］杨华升，李丽，勾春燕，等.北京地区新型冠状病毒肺炎中医证候及病机特点初探［J］.北京中医药，2020，39（02）：115-118.

［7］苗青，丛晓东，王冰，等.新型冠状病毒肺炎的中医认识与思考［J］.中医杂志，2020，61（04）：286-288.

［8］郭栋，郭万刚，刘鹏云，等．新型冠状病毒感染的心脏表现［J］．心脏杂志，2020，32（01）：75–77.

［9］杨进．关于中医药防治新型冠状病毒肺炎的几点思考［J］.南京中医药大学学报，2020，36（02）：149–151.